Bitte beachten Sie Folgendes:

Die in diesem Buch enthaltenen Informationen zu nutzen oder eben nicht, obliegt allein Ihrer eigenen Verantwortung. Ob oder wie Sie sich im Falle einer so genannten „Krankheit" behandeln lassen oder behandeln lassen sollten und welche Maßnahmen zu ergreifen bzw. welche zu unterlassen sind, müssen Sie alleine entscheiden. Wichtig ist nur, dass Sie diese Entscheidung aus Ihrem freien Willen heraus treffen. Bitte scheuen Sie sich nicht, zur genauen Untersuchung, Diagnose oder auch weiteren Hilfestellung die Unterstützung von Experten heranzuziehen. Eine Haftung der Autorin oder des Verlages ist deshalb aus oben genannten Gründen ausgeschlossen.

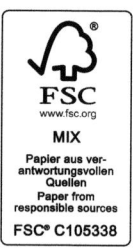

Bibliografische Information der Deutschen

Nationalbibliothek:

Die Deutsche Nationalbibliothek verzeichnet diese

Publikation in der Deutschen Nationalbibliografie;

detaillierte bibliografische Daten sind im Internet über

http://dnb.d-nb.de abrufbar.

Umschlaggestaltung, Herstellung und Verlag:

BoD - Books on Demand

ISBN: 978-3-7357-2225-6

Hände weg von meinem Leben!

Eine autobiografische Erzählung
über den Kampf um Gesundheit und
gegen die paranoiden Vorstellungen der
Schulmedizin
im Zusammenhang mit Krebs

von Laura Bott

Stell Dir vor, niemand dürfte auch nur einen Euro an Menschen mit Krebs verdienen. Würden die „Heilsbringer" dann freiwillig weiter so munter drauflos "therapieren"? Wie frei von Angst könnten wir uns dann fühlen?

(Laura Bott unter Mithilfe ihres Mannes)

Bischofsheim, 19. Mai 2012

Es ist später Abend in Bischofsheim. Nach einem Besuch bei Verwandten in Niedersachsen sind wir wieder gen Heimat unterwegs. Allerdings sind wir nur auf der Durchreise, denn unser Ziel ist Italien, dort haben wir ein Hotel am Gardasee zum ersten Mal in unserem Leben als Pauschalurlaub gebucht. Wir sind spät losgekommen, nun haben wir erst einen Teil der Strecke hinter uns gebracht. Wir sind müde und entscheiden uns, hier am Ort zu bleiben und in unserem Kleinbus ganz gemütlich auf Matratzen zu übernachten. Morgen ist ein neuer Tag und wir haben Zeit genug für unsere Italienreise. Es ist ein lauer Abend, frei von Regen und Kälte, alles passt: unsere Stimmung, die schöne Umgebung, der laue Sommerabend. Der Nachtplatz für den Bus ist am örtlichen Schwimmbad nahe der Stadtmitte. Wir gehen durch die kleinen Gassen der historischen Altstadt, bleiben hängen auf der Terrasse einer charmanten Kneipe, schauen auf die hübschen alten Fachwerkhäuser der Innenstadt, trinken etwas. Ich suche das WC im Ladeninnern, finde es, verrichte mein Geschäft und wische mit Toilettenpapier nach. Der erste Blick darauf zeigt mir, dass etwas nicht stimmt, Blut! Blut von mir. Der Schreck fährt mir durch den Körper, sitzt im Magen, minutenlang bleibt die Zeit stehen. Ich kauere auf dem Boden, die Beine wollen nicht stehen. „Nein, bitte nicht. Bitte nicht schon wieder…"
Die Gedanken rasen, sofort ist die Bemerkung meines Arztes,

des Darmexperten, in meinen Ohren: „Meine Tante aus Österreich hatte die gleiche Diagnose wie Sie. Die hatte auch Krebs und auf die wichtige Chemotherapie nach der Operation verzichtet. Vier Jahre ging es ihr blendend. Nun ja…und dann war es ganz plötzlich mit ihr vorbei, ein Rezidiv…". Hmmh, ein Rezidiv, ein Rückfall?

Vier Jahre ist auch meine OP her, o je. Ich denke an die unbekannte Tante des Darm-Docs, die Angst kommt schubweise und fühlt sich klebrig an. Allein die Tatsache, dass mein Liebster draußen auf der Terrasse sitzt und jetzt wohl auf meine Rückkehr wartet, lässt mich dem inneren Aufruhr Einhalt gebieten. Ich zwinge mich regelrecht, aus dem Gedankenkarussell auszusteigen. Tief durchatmen, sage ich mir fast hörbar. Erst einige Minuten später, nachdem das Herzklopfen vorbei ist, beginne ich mich, so gut es eben geht, zu untersuchen. Die Angst sitzt immer noch in den Eingeweiden und ich bitte, ich bete Richtung Decke: „Bitte, bitte, lass nichts sein, bitte keinen Tumor, bitte niemals wieder." Verhandlungen mit Gott, dem Himmel oder irgendjemandem mit Einfluss dort oben liegen mir. Schon von Kindesbeinen an fragte ich mich, was ich dem weisen alten Herrn dort oben anbieten könnte, damit das vermeintlich auf mich zukommende Unglück nicht ganz so derbe ausfiele. So bot ich zum Beispiel Hilfe für meine arbeitende Mutter im Haushalt an, wenn ich eine 6 in Mathematik befürchtete. Als mein Großvater schwerkrank in die Klinik musste, betete ich in der Nacht zu Gott und bot an, der Kollegin meiner Mutter zu helfen, in dem ich täglich ihr kleines Baby um 17 Uhr aus der Kinderkrippe holte und zu ihrer mehr als 45 Minuten entfernten Arbeitsstätte brachte. Alles nur aus dem Wunsch heraus, er möge wieder gesunden. Doch was soll ich Gott oder dem Universum in diesem Fall anbieten? Ja, ich habe Angst, wieder einen Tumor in mir haben. Unendliche Angst! Was genau könnte in diesem speziellen Fall helfen, was könnte ich anbieten, um die Götter freundlich zu stimmen? In diesem Moment, auf der kühlen Erde dieser Toilette sitzend verhandele ich hier über mein Schicksal, meine Gesundheit, mein Leben. Eine Idee blitzt auf, nur zwei drei Gedanken später erhebe ich mich. Tief durchatmen, sage ich mir. Einfach nur durchatmen... Einigermaßen gefasst, wieder aufrecht stehend stelle ich fest: Siehe da, ein Ratscher vom Fingernagel beim Wischen hatte die Blutung verursacht. Es ist nichts Innerliches, keine Darmblutung!!! Es ist nichts von dem, was Jahre vorher als realer Alptraum begann, was mein Leben auf den Kopf gestellt und mich völlig verändert hatte. Noch etwas unsicher gehe ich nach draußen, die Beine zittern leicht. Mein Liebster hat gewartet, sieht mir schon an, dass etwas nicht stimmt. Wir reden, ich erzähle, er tröstet. Wir gehen, nachdem mir wieder etwas wohler ist. Dann später, schon kurz vor dem Einschlafen im Auto dort auf dem Parkplatz, wird mir plötzlich klar: Ich werde, nein, ich muss dieses Buch schreiben, so schnell wie möglich. Versprochen ist versprochen. Mein Deal mit dem Himmel hat funktioniert: Meine Gesundheit hier und heute gegen die Geschichte meiner Krebserkrankung vor fast fünf Jahren. „Schreib es auf, lass die Menschen an deinen Informationen teilhaben. Das, was Du erlebt hast, ist zu wichtig, um es nur für dich zu behalten!" Das hörte ich oft, von so vielen unterschiedlichen Menschen, aber immer wieder vertagte ich das Projekt, immer wieder verdrängte ich alles, was mit Schmerz, Krankheit und meiner großen damaligen Angst vor dem Sterben zu tun hatte. Fand alles wichtiger, bedeutsamer, bis zu diesem Moment. Diesem einen Moment in der Toilette eines kleinen Gasthauses, als ich dem Himmel oder wem dort auch immer ein Versprechen gab. Das Versprechen „Gesundheit gegen Buch".

Nur wenige Monate später sitze ich hier am Laptop auf der Insel Kreta. Die freie Zeit habe ich mühsam errungen, mich für wenige Wochen frei gemacht von der Arbeit, von meinem Liebsten, mit dem ich so gerne an regen-freien Tagen auf unserer gemeinsamen Terrasse unseres Gartens sitze, um den

Sonnenuntergang zu sehen. Zuhause ist dort, wo meine Lieben sind. Meine Familie, meine Tiere, meine Freunde. Im Augenblick blicke ich auf mittelgroße Palmen, riesige blühende Oleander-Büsche. Eine etwas verschlafene Sonne schaut fast verschämt hinter den hohen kretischen Bergen hervor. Nun ja, auf geht es!

Etwas holprig beginne ich zu schreiben.

München, 10. Juli 2007

Ich bin müde, habe schlecht geschlafen, der Spiegel zeigt mich schonungslos mit tiefen Augenrändern und einer leicht unnatürlichen Blässe. Gleich geht es los, gleich muss ich rein in das Getümmel des Seminarraumes nebenan. Dort sitzen die Mitarbeiter und Mitarbeiterinnen eines großen Betriebes und warten auf den Seminarbeginn, warten auf die Referentin, warten auf mich. Nun heißt es für mich: gute Laune ausstrahlen und Wirkung hinterlassen. Ich bin in einem Autohaus, schule die hier arbeitenden Menschen auf Kundenzufriedenheit. Mein Appell wird sein: „Geht gut mit euren Kunden um, solange ihr noch welche habt." Eineinhalb Tage Kommunikationstraining, und das bei einer der besten Automarken der Welt. Ich sollte froh sein, hier zu sein, diese Arbeit hier tun zu dürfen. Noch ein letzter prüfender Blick in den Spiegel, kurz ein Lächeln über das angestrengte Gesicht und los geht es!

Die Pausenplanung für dieses Seminar gibt mein Bauch vor. Mittlerweile kann ich kaum noch irgendetwas essen, ohne gleich mit Krämpfen auf der Toilette zu landen. Besonders ängstigen mich die starken Blutungen des Darms, die mich auf den Toilettengängen bei jeder Sitzung begleiten. Tagsüber ernähre ich mich ausschließlich von Kaffee und Zigaretten. In der Mittagspause, nach dem Genuss eines halben Brötchens mit Käse und einer anschließenden Jagd nach einem freien

WC, beschließe ich, endlich dem Rat meiner beiden konsultierten Ärzte zu folgen und einer Spiegelung des Darms zuzustimmen.

Immer noch überfallen mich sogar heute, Jahre später, Scham und ein starkes Schuldgefühl, wenn ich mich daran erinnere, dass ich mich mehr als ein ganzes Jahr lang sträubte, diese an mir vornehmen zu lassen. Vielleicht, so denke ich heute, wäre alles nicht bis zum Äußersten gekommen, vielleicht hätte ich die Diagnose Krebs doch noch abwenden können. Hätte, wäre…, wenn…? Egal.

Es ist, wie es ist, sage ich mir und konzentriere mich wieder auf die Zeit, in der ich noch berufliche Sternstunden als Trainerin und Coach erlebte. Gut zwei Jahre war ich als Honorarkraft bei einem führenden deutschen Autobauer angestellt, hatte endlich, wie ich sagen muss, richtig viel Geld. Vorher war ich viele Jahre als selbstständige Psychologin ohne Kassenzulassung in eigener Praxis tätig. Ich hatte zwar recht viel zu tun, die Leute kamen oft auf Empfehlung und waren zufrieden mit meiner Arbeit, mit ihrer persönlichen Weiterentwicklung. Einige zahlten bar, bei anderen wurden die Psychotherapien sogar im Ausnahmefall über die Krankenkassen abgerechnet. Was aber niemals reichte, war das

Geld, das ich für mein Leben als alleinstehende Frau und Mutter für den Unterhalt der Kinder, für Miete, für das Leben selbst brauchte. Unterhalt von meinem Ex-Mann nahm ich wegen meines Wunsches nach Freiheit und Ungebundenheit schon gar nicht in Anspruch. Es gab Zeiten, da zahlte ich sogar über 1000,-- D-Mark Unterhalt für meine Kindern, weil sie dort bei ihrem Vater wohnten und übernachteten. Leben im eigentlichen Sinne, also Frühstücken, Mittagessen und vor ihrer Rückfahrt zum Vater Tee, Saft und Kekse genießen, das machten sie bei mir zuhause. Niemals aber hätte ich das eins gegen eins aufgerechnet, viel zu glücklich war ich, meine Kinder bei und um mich zu haben. Zudem waren die Verhandlungen über Geld ganz furchtbar mit ihm. Immer wieder gab es verbale Schläge unter die Gürtellinie, deshalb forderte ich nicht ein, was mir „eigentlich" rechtmäßig zugestanden hätte. Wider besseren Wissens, denn ich selbst lebte unterhalb der Armutsgrenze, während der Ex monatlich sein doch stattliches Beamtensalär erhielt. Die Freiheit, die ich meine, die war also richtig hart verdient! Ich erinnere mich an Zeiten Mitte der 90er Jahre, da hatte ich gerade noch fünf Mark in der Tasche und brauchte einen Liter Milch für meine Kinder zum Frühstück, eine Dose Hundefutter für meine Hündin und etwas zu rauchen für mich. Irgendwann war ich es leid, jeden Pfennig umzudrehen, bei jedem Einkauf rechnen zu müssen.

Eine nicht bezahlte Rechnung eines Klienten stürzte mich in finanzielle Sorgen darüber, ob die Klassenfahrt eines meiner Kinder diesen oder nächsten Monat zu bezahlen war. Langsam über die Jahre wurde es finanziell jedoch besser und besser. Erst kamen Kommunikationstrainings mit Mitarbeiterinnen und Mitarbeitern der Softwarebranche, dann klopften unterschiedliche Konzernriesen der Automobilbranche an. Die ersten Schritte in Richtung Wohlstand waren getan. Parallel hatte ich meine psychologische Praxis aufgegeben, nachdem meine so geschätzte Kollegin Ende des Jahrtausends an Krebs erkrankte und fast ein Jahr später an den Folgen starb.

Ich wendete mich von dem therapeutischen Arbeiten ab, weil ich erstens Angst vor einer ähnlichen Erkrankung aufgrund der starken emotionalen Belastung durch die Klienten hatte und zweitens, weil ich mit ungleich weniger Arbeit das Zehnfache bei einem der DAX-Unternehmen in Deutschland verdienen konnte. Es hatte mich aufatmen lassen, als Jahre später, nachdem Schließen meiner Praxis mein erstes selbst entwickeltes Projekt „Verkaufs-Coaching" begann und ich durch die Republik fuhr, um in vielen Autohäusern die Angestellten auf verbesserten Kundenumgang und höhere Verkaufszahlen zu coachen. Eine mindestens 60-Stunden–Woche kam auf mich zu, Bahnfahrten von Flensburg bis

Passau, von Zwickau bis Aachen und abends die alltägliche Korrespondenz und meine Tagesprotokolle an meine Projektleitung. Trotz der enormen zeitlichen Belastung empfand ich mich als bedeutsam, als wichtig, liebte mein Leben, liebte meine Arbeit. Zum beruflichen Aufstieg gesellte sich das private Glück. Ich liebte und wurde geliebt, Fortuna überströmte mich mit Glück aus ihrem Horn und ich fand mich in Nehmer-Laune und kostete die Fülle. Ich weiß bis heute nicht, ob ich dieses Leben auf Dauer hätte leben können. Vermutlich entfernte ich mich weiter und weiter von mir selbst. Während vorher die Heilung und die persönliche Weiterentwicklung der Klienten für mich im Vordergrund standen, ging es nun um Absatzzahlen, um Margen, um Punktwerte innerhalb von diversen Statistiken über Kundenzufriedenheit diverser Autohäuser. Alles sehr anonym und wenig auf Menschen und ihr reales Leben bezogen. Trotzdem liebte ich mein Tun, sah ich mich doch als jemand, der dabei half, das Kundinnen und Kunden besser verstanden und vor allen Dingen besser behandelt wurden. Ein harter Job angesichts der herrschenden Dürre in der Service-Wüste Deutschland. Wenig Zeit blieb mir für Freunde, für Abende mit guten Freundinnen, wie ich sie früher immer so geliebt hatte. Meine erwachsenen Kinder hatten nun schon lange ihr eigenes Leben. Der Kontakt war zwar gut, allerdings sahen wir uns angesichts meiner knappen Zeit immer weniger. Da Zeit ein knappes Gut war, aber die Liebe weiterhin viel Mußestunden verlangte, mieteten mein Liebster und ich uns eine Wohnung zusammen, der erste Schritt in eine gemeinsame Zukunft. Die neue Wohnung und damit Mußestunden kamen schneller als ursprünglich erwartet. Das Glück war mir wiederum gewogen und wenige Wochen später saß ich auf meinem Sofa und blickte auf einen wundervollen städtischen See, sah grüne Wiesen, Felder mit altem Baumbestand, so weit das Auge reichte.

Ich war glücklich. Mit knapp 48 Jahren war ich da angekommen, wo ich glaubte, ankommen zu wollen. Alles war perfekt, ich als chronisch Verbesserungswütige hatte erstmals in meinem ganzen Leben nichts, rein gar nichts zu verändern. Alles war gut, auch wenn mich manchmal Befürchtungen überfielen, wenn ich an meine berufliche Zukunft dachte. Was sollte werden? Wo würde ich sein in zwei, in drei oder gar fünf Jahren? Die Blutungen stoppten in dieser Zeit nicht, doch die Endorphine der neuen Liebe ließen mich immer neue Kräfte tanken, um die Illusion zu erhalten, dass alles okay sei. Wir liebten uns geistig, seelisch und auch körperlich und ich schwebte auf einer rosaroten Glückswolke, die nicht landen wollte, die mir den Blick auf Wesentliches verschleierte. Ich arbeitete zu viel, ich rauchte zu viel, Wein, Sambuca und die Köstlichkeiten von guter italienischer Küche ließen mich die wenigen Erholungsphasen genießen und suggerierten mir Reichtum und Glück auf jeder Ebene. Wenn da nicht das Blut gewesen wäre, das mir auf dem Toilettengang immer zeigte, das etwas nicht stimmte, das mein Leben aus mir herauszog und mich schwächeln ließ wie eine fast Hundertjährige. Ich sagte zu niemandem ein Wort. Meine besten Freunde, mein Liebster, meine Kinder und zunächst auch meine Hausärzte wussten von nichts. Ich redete mir ein, ich könne alles überstehen, ich könne von alleine gesunden, ein starker Wille solle schon reichen. Ich, die ich mich seit fast zwei Jahrzehnten mit Esoterik, mit seelischer und körperlicher Gesundheit befasste, die stolz auf ihren guten Bezug zum Körper war, diese Frau, die ich war, hatte das Wichtigste im Leben verloren: ihren Bezug zu sich selbst. Nur so kann ich es mir heute erklären, wie ich mich mir selbst entfremdete, wie ich das Fundament meines Seins in dieser Welt – meinen Körper – dermaßen mit Füßen trat.

Nürnberg, 09. Januar 2008

Endlich hatte ich mich zu einer weiterführenden Untersuchung, einer Darmspiegelung entschieden. Ich holte mir Informationen und Empfehlungen meiner beiden behandelnden Ärzte, zu denen ich mittlerweile Vertrauen gefunden hatte und die unabhängig voneinander dafür plädierten, diese unbedingt vornehmen zu lassen. Der Facharzt war schnell gefunden, ein Gastroenterologe aus dem Schwabenland sollte es sein. Die erste persönliche Vorstellung fand gar nicht statt, denn zunächst waren es andere Ärzte, die mich in dieser Praxis befragten, mir Unterschrift für Unterschrift entlockten. Ich war schon verwundert, dass ich bei diesem hoch durch strukturierten Anmeldeverfahren noch mit meinem Namen angesprochen wurde und nicht zur Vereinfachung eine Kennzahl erhielt. Trotz allem machte mir der Umgang mit Menschen, die eine Darm- oder Magenspiegelung benötigten, dort in der Praxis einen sehr professionellen Eindruck. So erhielt ich denn eine Einführung in die vorbereitenden Maßnahmen zur Darmreinigung und zu seiner Entleerung zwecks späterer Spiegelung und stellte mich auf einen Termin im neuen Jahr 2008 in den ersten Wochen ein. Meine Coaching - Termine waren auf Ende Januar gelegt, man versicherte mir, dass ich schon einen Tag nach der Spiegelung wieder voll einsatzfähig sein sollte.

Nun kam der Tag, an dem dieser Saft getrunken werden sollte.

Ich zwang mich den ersten halben Liter zu trinken, der zweite halbe war schon kaum noch runter zu spülen. Dabei lagen noch zwei Pakete der Saftmischung vor mir. Am Abend lag ich mit heftigsten Krämpfen im Bett, konnte kaum noch gehen, der Schmerz war fast unerträglich. Mein Lebensgefährte entschied kurzentschlossen, mich in die Notaufnahme des nahegelegenen innerstädtischen Krankenhauses zu bringen. Ich lag auf der eilig herbeigebrachten Trage am Eingang und wand mich wie ein waid-wundes Tier vor Schmerzen. Noch niemals in meinem Leben hatte ich so viel Angst, Panik und Schmerzen. Nur dem Termin am nächsten Morgen zur Darmspiegelung war es zu verdanken, dass die großartig agierenden Notfallärzte mich nicht in der Klinik behielten, sondern mich gehen ließen. Eine Krankenschwester verabreichte mir einen Einlauf, dann ließen die Schmerzen nach und ich durfte nach Hause, um die letzten Stunden dieser Nacht dort zu verbringen. Dem Rat, sofort zu kommen, falls ich erbrechen müsse, folgte ich nicht, denn schwallartig entleerte ich mich schon kurz vor dem Krankenhaustor.

Nürnberg, 10. Januar 2008

Unausgeschlafen und völlig fertig von den Stunden in der Notaufnahme, kam ich am darauffolgenden Morgen in der gastroenterologischen Praxis an und schilderte kurz den Verlauf der vergangenen Nacht in der Klinik. Ich war so dankbar, dass mein Lebensgefährte im Wartebereich Platz nahm, so fühlte ich mich sicher, komme, was da wolle. Er hatte sich mit genügend Literatur versorgt, um die Zeit des Wartens gut zu überstehen. Ich ging in den Umkleidebereich und wurde dem Arzt vorgestellt, der die Spiegelung durchführen sollte. Wir unterhielten uns kurz, ich gewann einen sehr guten Eindruck von ihm. Dann kam die Narkose, blauer Traum, mitten im Wort schlief ich ein, wachte mit Wortvollendung wieder auf. Kurze Zeit später wurde ich mit meinem Bett in den Aufwachraum gefahren und mit einem Fencheltee zum Wachwerden ermuntert.

Wenig später kam der Arzt, kniete sich vor das Bett und nahm meine Hand. Ob dieser vertraulichen Geste mussten sich meine Augen vor Schreck geweitet haben, denn er nahm sofort Bezug darauf: „Ich sehe schon, Sie haben es wohl geahnt. Ja, es ist ein Tumor, wir mussten die Spiegelung abbrechen, da ging nichts mehr durch." Ich fragte leise: „Gutartig?" Er schüttelte den Kopf und sah mich mit traurigen Augen an. „Nein, ganz sicher nicht. Ich habe schon viele Tumore gesehen, glauben Sie mir, *dieser* ist nicht gutartig!" Und dann fügte er etwas aufbauender hinzu: „Aber da ist noch was zu machen. Ich bin da wirklich sicher. Es ist zwar fünf vor zwölf, aber es ist noch nicht zu spät." Er verabschiedete sich freundlich. „Nun wird Ihnen mein Kollege das weitere Vorgehen erörtern."

Ich durfte mich erheben, anziehen und aus dem Aufwachraum begeben. Der junge, mir zuerst empfohlene Arzt wartete schon an der Tür seines Sprechzimmers. Ich winkte ab und bat ihn um zwei Minuten Zeit. Mein Liebster saß wie vor einiger Zeit dort in den Wartebereich gesetzt, er war noch am selben Platz wie vor dem Eingriff. Ich spürte, wie mir die Tränen in die Augen schossen. Was sollte ich ihm sagen, wie sollte ich ihm was sagen? Fragen, auf die mir in der Schnelle auch keine befriedigenden Antworten einfielen. Ich informierte ihn kurz, dann waren wir schon im Arztzimmer angekommen. „Es ist ein Sigma-Karzinom", begann der Darmexperte zu referieren. Das Gute sei, er habe die Darmwand noch nicht gesprengt, damit seien die im Bauchraum liegenden inneren Organe nicht direkt befallen. Aber nun ginge es um schnelles Handeln, er habe schon mit einem Operateur, mit dem er seit Jahren gut zusammenarbeite, gesprochen. Heute Nachmittag um 15 Uhr solle ich in die Sprechstunde des Krankenhauses kommen, um die weitere Behandlung mit dem leitenden Oberarzt abzusprechen. Mir ging diese Entscheidung viel zu schnell, ich wusste aus Erzählungen und Berichten, das Mediziner oftmals Druck aufbauten, indem sie zu einer unbedingt schnellen Operation drängten. Nun war dieser Tumor meines Wissens auch nicht über eine Nacht hinweg entstanden, was sprach also dagegen, noch etwas Zeit zu gewinnen? Ich führte meinen Arbeitsauftrag in München in einigen Tagen an, wovon ja auch meine finanzielle Existenz abhing. Der Arzt blieb mir gewogen, schüttelte trotzdem den Kopf und fragte leise: „Und wenn dann das passiert, was Sie gestern Nacht schon erlebten? Ein Darmverschluss kann tödlich enden, wollen Sie das riskieren? Im Krankenhaus in München liegend?" Sein Blick wanderte zwischen mir und meinem Lebensgefährten hin und her. Ich erinnerte mich an die vergangene Nacht, an das Gefühl, diese Schmerzen nicht zu überleben. Dann nickte ich und willigte in die Operation zum schnellstmöglichen Zeitpunkt ein. „Okay, wir sind dann am Nachmittag zum Gespräch da." Ich wollte nur noch raus aus der Praxis, zurück nach Hause.

Fast fluchtartig verließen wir die Praxis. Unser bester Freund hatte unseren Hund gehütet, der war schon bei uns im Haus. Meine Kinder, die nur wenige Kilometer entfernt wohnten, rief ich an und bat um schnelles Kommen. Sie wussten, dass ich bei der Spiegelung gewesen war, sie kamen, so schnell sie konnten, mit einem Taxi. Was jetzt? Was passierte mit mir, mit uns? Der Operationstermin wurde auf Mitte Januar gelegt, ich durfte bis zu diesem Zeitpunkt keine feste Nahrung mehr zu mir nehmen, Brühe und Tees waren erlaubt. Der Oberarzt hatte schlanke Finger, fast wie von einem Geigenvirtuosen. Er wirkte kompetent und erfahren, war schon im fortgeschrittenen Alter, was mir sympathisch erschien. Er sprach über die Operation, die er als sehr schweren Eingriff bezeichnete. Ich sollte meinen natürlichen Darmausgang behalten dürfen, da der Tumor weit genug vom Darmausgang lag, so dass genügend Tumormasse entfernt werden konnte. Was für ein Glück! Erleichterung stellte sich bei mir ein, unvorstellbar, mich mit einem künstlichen Darmausgang vorzustellen. Wieder machte ich in dieser Krise eine wichtige Lernerfahrung: Es gab also auch im Unglück noch interne Abstufungen zwischen schlimm und weniger schlimm. Nach der Beantwortung aller meiner Fragen lehnte sich der Chirurg zurück. „Nun liegt die Verantwortung für Ihre zukünftige Gesundheit bis auf Weiteres in meinen Händen. Ich werde alles dafür tun, dass es Ihnen bald wieder gut geht." Was von ihm wohl standardmäßig wohlwollend und väterlich-fürsorglich gemeint war, ließ mich aus der inneren Starrheit und Lethargie erwachen. „Sie? Nein, entschuldigen Sie bitte, aber für meine Gesundheit übernehme ich, ich allein die Verantwortung. Sie operieren mich und ich hoffe sehr, dass

Sie eine gute Arbeit machen. Für meine Gesundung bin ich zuständig. Verstehen Sie, dass ist einzig und alleine mein Job." Da war ich. Da war ich wie Dornröschen aus einem 1000-jährigen Schlaf getorkelt. Der gute Doc konnte es nicht lassen, nochmal in diese Kerbe des „Gottes in Weiß" zu schlagen frei nach dem Motto „Ich allein weiß, was für Sie gut ist". Das war dann der Hinweis für mich, das Gespräch zu beenden. Wir verließen das Krankenhaus und ich hatte nun drei Tage Zeit gewonnen, mein Leben auf diese Operation einzustellen, die Vorbereitungen, die getroffen werden mussten, zu treffen. Der Hund musste für einige Wochen untergebracht, mein Koffer für das Krankenhaus gepackt werden. Und ich nahm innerlich von dem Schmerz, von der Last und von dieser Erkrankung Abschied. Mir gefiel es, das ich erst am frühen Morgen des OP-Termins auf der Station des Oberarztes vorstellig werden sollte. Bis zu diesem Zeitpunkt konnte ich zuhause bleiben. Mein Liebster umsorgte mich rührend, wir hatten beide unendlich große Sorge vor dem, was auf uns zukam. Ich weiß nicht mehr genau, ob wir überhaupt ein Wort über unsere Angst verloren, aber sie war latent allgegenwärtig, mit jedem Atemzug zu spüren. Meine Kinder hatten sich bei der Eröffnung meiner Erkrankung tapfer verhalten, sie waren wirklich großartig bemüht, ihren Schock und ihre Angst mir gegenüber so wenig wie möglich zu zeigen. Ihnen gegenüber sprach ich von den positiven Seiten dieses Befundes, versuchte ihnen und natürlich damit auch mir gegenüber Mut aufzubauen und Hoffnung zu vermitteln. Ich war ein sehr früh traumatisiertes Krankenhauskind, schon nach der Geburt wochenlang wegen Atmungsproblemen in der Klinik gewesen. Dann gab es eine sehr schmerzhafte Hüft-Operation gleich nach meinem Abitur. Mehr oder weniger war Krankenhaus das, was ich mir bis zum Ende meines Lebens ersparen wollte. Ich ängstigte mich vor der Abhängigkeit von Menschen in weißen Kitteln, vor eigenmächtigen Handlungen der Mediziner, die handelten, ohne mich als Patientin in Entscheidungen mit einzubeziehen. Denn auch als Patientin sah ich mich als Kundin, schließlich sicherte meine Erkrankung, meine Behandlung die Arbeitsplätze vieler, die in diesem Zusammenhang im Krankenhaus tätig waren. Ich wünschte mir Respekt, gute Dienstleistungen an mir, an meinem Körper. Von meiner Seele wollte ich schon gar nicht mal reden, dies war sicherlich mein persönliches berufliches Terrain und unterschied sich deutlich von dem herrschenden medizinischen Menschenbild. Körperlich ausgeliefert, schlecht informiert und dann noch in Abhängigkeit stehend wegen der eigenen inneren Bedürftigkeit zu sein, das jagte mir eine Heidenangst ein. Dazu kam etwas, was die Diagnose „Krebs" selbst in mir ausgelöst hatte. Da gab es etwas, etwas Unbekanntes in mir, was nicht zu sehen, nicht zu hören, nicht mit den normalen Sinnen erfassbar war. Da waren diese Tumorzellen, die durch meinen Körper floateten und sich gierig und gefräßig auf Organe oder Gewebe setzten, um zu vernichten, letztendlich mich zu vernichten. Der Feind im eigenen Körper, der erst aufhörte, wenn ich unter der Erde lag?! Ein Kampf, der mit ungleichen Mitteln geführt wurde, eine Situation, die mich hilflos und ohnmächtig zugleich machte. Jede Strategie, die mir bekannt war aus der Schulmedizin, die im ungleichen Kampf „Tumorzelle gegen Lebenswillen" geführt wurde, jede ging gegen das Leben selbst, hatte meine eigene Vernichtung zum Ziel! Wie waren sonst solche Kommentare zu bewerten, die da hießen „Sie starb an den Folgen der Krebstherapie".

Zu Beginn meiner Krebsdiagnose erlebte ich den Krebstumor als inneren Feind. Gestützt wurde diese Theorie in großem Umfang von den Schulmedizinern selbst, die mich behandelten. Zudem war alles, was ich las oder hörte, ein genaues Abbild dieser immer wieder mit anderen Worten vermittelten Hypothese. Bilder vom Tod meiner Kollegin vor einigen Jahren kamen hinzu. Sie hatte ein Muskel-Sarkom und hatte sich das gesamte Bein bis hin zur Hüfte amputieren lassen, damit möglichst viel an Tumorgewebe weggeschnitten wurde, um eine Streuung im Körper zu vermeiden. Ich war damals mit ihr uneins darüber, was zu tun sei, hatte mich über alternative Behandlungsmethoden informiert und sie inständig gebeten, von diesem viel zu radikalen Schritt Abstand zu nehmen. Es gab andere Wege, mit Tumoren dieser Art umzugehen, alternative Möglichkeiten der Heilung, das war mir schon bei Sichtung der neuen Informationen über das Internet deutlich geworden. Sie selbst war eine großartige Reiki-Meisterin und Heilerin, arbeitete als Masseurin und Reflexzonentherapeutin und hatte Zeit ihres Lebens vielen Menschen mit der Kraft ihrer Energien und der Kraft ihres gesunden Geistes und wachen Verstandes geholfen. Und ausgerechnet sie glaubte jetzt dem Rat eines sehr jovial-väterlich auftretenden „Herrn Professors" in einer nahen Klinik? Er versprach ihr eine schonende OP und sah gute Möglichkeiten, mittels Chemotherapie und Bestrahlung den Krebs aufzuhalten. Es kam, wie es kommen musste: Nach der Beinoperation kam ein Bauchkarzinom dazu, dann Metastasen in der Lunge. Nur mit Hilfe von Morphium gelang es ihr, an ihrem Lebensende hinüber zu gleiten in den Teil der Welt, den wir Tod nennen. Ihr Leiden dauerte nur etwas mehr als ein Jahr und meine liebe Kollegin war gestorben. Mir war schon damals klar, diesen Weg wäre ich nicht gegangen, nicht so … Ich hatte kaum Worte dafür, aber nicht so! Nicht so endgültig, nicht so unergründlich hingebungsvoll, nicht so widerspruchslos. Sie wirkte fast glücklich am ersten Tag ihrer Klinikeinlieferung. Sie empfing Gäste, nahm Geschenke entgegen und wirkte aus meiner Sicht völlig naiv, wenn sie über ihren Herrn Professor sprach. Sie hatte ihr Leben dem alternativen Heilen verschrieben. Was brachte diese weise Frau so aus dem Gleichgewicht, dass sie völlig unkritisch die Meinung eines Schulmediziners annahm? Sie, die doch mit ihren Behandlungen mehr als einmal bewiesen hatte, dass sie mit ihrer Diagnostik und ihrer Methode zu heilen größte Erfolge verzeichnen konnte, wo war das eigene Vertrauen, als sie sich selbst gebraucht hätte, um gegen zu halten gegen ein Wissen, das ich selbst schon damals als eher „unwissenschaftlich" erachtet hatte. Heute weiß ich ein wenig mehr über den plötzlichen Schock, der eintritt, wenn man diese eher nicht vermutete schwere Diagnose „Krebs" erhält. Sie hatte doch nur Rückenschmerzen und glaubte, dass diese in ihr Bein ausstrahlten. Ich erinnere mich noch an ihre zittrige Stimme damals, als sie mich anrief, direkt vom MRT kommend. „Sie sagen, es sei Krebs … er hat den ganzen Oberschenkelmuskel befallen … ich werde wohl nicht mehr nach Hause kommen … muss gleich hierbleiben …". Mensch, Süße, wir hätten dich doch noch so gebraucht! Du warst eine von den Guten, und dann so etwas? Wie ein willfähriges Lamm ließ sie sich zur Schlachtbank führen und alles nur, weil ihr der Herr Professor so sympathisch erschien? Heute weiß ich mehr über den Verlauf und den möglichen Genesungsprozess ihrer Erkrankung. Ob sie etwas aus der Neuen Medizin angenommen hätte, eine andere Entscheidung zugunsten ihres Lebens getroffen hätte, vermag ich nicht zu sagen. Zu schwer wog damals das Wort des „Herrn Professor" und ihr immenses Vertrauen in ihn. Obwohl mir die Zusammenhänge fehlten, ich hatte schon zu dieser Zeit ein untrügliches Gespür dafür, dass ihre Entscheidung der radikalen Bein-Amputation grundlegend verkehrt war. Ich war so sicher, dass es mehr und viel bessere Möglichkeiten gegeben hätte als den Verlust eines ganzen Beins, als ein Leben mit unverträglicher Chemotherapie, nicht vorhersagbaren Anfällen von Erbrechen und Dauerdurchfällen, mit einer unangenehm juckenden Haarperücke und dem viel zu frühen Tod durch Morphiumgaben.

Neumarkt i.d.O. , März 2007

Es war März und just in dieser Zeit des beginnenden Frühjahres befiel mich ein fast komatöser Allgemeinzustand, heute kann ich gar nicht sagen, ob ich Fieber hatte oder nicht. Es fühlte sich wie Dauerfieber an, ich war müde, schläfrig, zu keiner Aktivität zu motivieren. Bleiern latschte ich durch jeden Tag. Ich erklärte mir diesen Zustand mit der Beendigung des Coaching-Auftrages und dem nun stattfindenden Entspannungsprozess. Nach einer jahrelangen minutiösen Zeittaktung kam jetzt sporadisch alle Vierteljahre ein Auftrag, der mir reichte, um nicht ganz aus der Arbeit herauszukommen. Vor allem kamen jetzt die Aufträge der Automarke, die ich liebte wie keine zweite und deren Bestehen mir selbst am Herzen lag. Ich hatte in den letzten Jahren einiges an Geld gespart, hatte mir seit langem gewünscht mindestens ein Jahr ohne Auftrag, ohne Arbeit meinen Lebensstandard halten zu können. Dies funktionierte jetzt in dieser Zeit prima und so sah ich die Phase des Schlapp-Seins eher als positiv, weniger als Krankheitssymptom. Meinen Freundinnen aber fiel dieses Langsame und vor allem Kraftlose auf. Sie sprachen mich darauf an, warnten mich, machten sich Sorgen. Von mir gab es jedoch mehr als *eine* rationale Begründung, warum ich nun eher zurückgenommen und weniger stark, kräftig und strahlend wirkte. Der permanente berufliche Stress war auf das Äußerste minimiert, die Stimmung meinerseits war gut bis sehr gut. Ich schlief tief und viel. Mein Appetit war großartig, was sollte hieran denn verkehrt sein?

Ich weiß bis heute nicht, wann genau ich das erste Mal registrierte, dass aus meinem Po Blut floss. Ich gehe mal davon aus, dass ich doch ein wenig nachlässig war und mir im WC nicht alles so genau ansah. Eher reagierte ich dort, so glaub ich, typisch weiblich: hinsetzen, Geschäft verrichten, putzen, spülen, Hände waschen und rausgehen. Ich konnte zum Beispiel nie verstehen, warum so viele Menschen, meist Männer, Stunden auf diesem Örtchen verbringen konnten. Mir war schon das Licht anmachen oft zu viel Aufwand. So kann ich den Zeitpunkt des ersten Auftretens einer inneren Blutung nicht konkret ausmachen, allerdings weiß ich noch, das die Tage damals zunehmend länger wurden und meine Freude wuchs, wieder einmal einen dunklen Winter hinter mir zu lassen. Ich erinnere mich auch noch an die Verblüffung, an die innerlich gestellte Frage „Was ist das denn?" , als ich das helle Blut sah. Tage später, immer noch konfrontiert mit mehr oder mal auch weniger Blut im WC-Becken, begann ich zu recherchieren, begann mit Ernährung zu experimentieren. War fette Ernährung schuld? Sollte ich auf Kohlehydrate wie Nudeln, Kartoffeln oder gar Reis ganz verzichten? Wie ging es mir, wenn ich normal frühstückte, sollten die abendlichen vollen Mahlzeiten einfach ausfallen? Wie reagierte mein Magen-Darm-Bereich auf Süßes, war Eis das grundsätzlich Verkehrte? So wichtig das Herantasten an diese Fragestellungen für mich auch war, im Grunde ging es darum, etwas tun zu können, mir Handlungsfähigkeit zu suggerieren. Es sollte mir dabei helfen, das, was in mir passierte, zu verstehen. Ich sprach mit keinem Menschen über meine Blutungen, bei jedem Toilettengang wünschte ich mir, dieses *eine* Mal möge doch alles wieder gut sein. Ich stellte fest, dass ich abnahm, konstant und unabhängig von dem, was ich aß oder wie viel ich aß. Gleichermaßen machte ich die Beobachtung, dass ich auf nichts besonders reagierte, weder „gutes" Essen noch „schlechtes" Essen hatte offensichtlich irgendeinen Einfluss. Einzig die Tatsache, irgendetwas zu essen, um dann nicht viel mehr als 30 Minuten später alles verdaut in einer Kloschüssel wiederzufinden, zeigte sich, Tag für Tag, Woche für Woche, später Monat für Monat. Anfangs tippte ich auf Colitis ulcerosa, eine Form der angeblichen psychosomatischen Erkrankungen, die, unmedizinisch interpretiert, mit dem Thema „Loslassen und Aggression" zu tun haben soll. Einige psychologische Gedankenspielchen weiter fand ich dann auch, dass es zumindest für die Zeit einer mehrmonatigen Beziehungskrise mit dem Liebsten passte. Ich war froh über eine solch unspektakuläre Krankheit und beruhigte mich ein wenig. Wir waren damals in einem Toskana-Urlaub, ich erinnere mich noch wie heute, als wir für einen guten Latte macchiato einen ersten Zwischenstopp am Gardasee in dem schönen Städtchen Peschiera eingelegt hatten. Die Sonne schien angenehm warm auf unsere Haut, wir waren dem tristen, noch grauen, Regen verhangenen Himmel in Deutschland entflohen, wollte für ein paar Tage Dolce Vita in „Bella Italia" erleben. Wir erörterten gerade die Frage, warum es im März nicht auch schon bei uns so angenehm temperiert sein könnte, da ziepte es in meinen Eingeweiden und ich musste fast mitten im Wort aufstehen, um auf die Toilette zu gehen. Mein Liebster sah mich fragend an und schüttelte leicht den Kopf. Als ich nach Minuten zurückkehrte, holte ich tief Luft und dann sprach ich es endlich aus: „Da ist etwas mit meinem Bauch…". Der erste Schritt war gemacht, ich erzählte von mir, von meinen Beobachtungen und meinen Sorgen. Mein Lebensgefährte beruhigte mich, erzählte, auch er habe ab und an Darmkrämpfe, da er doch sehr empfindlich auf das eine oder andere Essen reagiere. Das könne auch eine Entzündung sein, ich solle doch einfach mal, wenn es so bliebe, einen Arzt aufsuchen. Ich war zunächst beruhigt, das „Mich-Öffnen" tat mir gut. So lange mit einem inneren Geheimnis herumzulaufen, war gar nicht mein Stil. Doch in diesem Fall betraf es einen Bereich meines Körpers, der seit je mit Scham besetzt war.

Keine gynäkologische Untersuchung hatte mir jemals Mühe bereitet, aber der rückwärtige untere Bereich von mir, er war nicht positiv belegt, ich fand ihn schmutzig. Dies ist sicherlich vor allem der Grund dafür, dass ich zögerte, einen entsprechenden Arzt aufzusuchen. Wieder zurück in Deutschland begann ich mit der Suche nach einem Arzt, der mir helfen konnte. Nun kannte ich auch dort, wo ich wohnte, in der nächsten Großstadt nur eine Frauenärztin, zu der ich schon vor längerer Zeit gewechselt war. Aber dies war mit Sicherheit ein internistisches Problem und ich kannte in der Nähe keinen mir namentlich bekannten Arzt mit dieser Fachrichtung. Die Gedanken blieben, die Gewöhnung an den Zustand ebenfalls. Der Sommer kam, ein wirklich schöner Sommer, wie er nur in den Regionen von Süddeutschland zu finden ist. Ich lebte und ich liebte, es war als würde die emotionale Sorge um mich, um meine Gesundheit angesichts der Wärme und des Lichts dahin schmelzen. Wieder ließ ich wertvolle Zeit verstreichen, wieder wirkte der Mechanismus der Verdrängung in mir.

Dabei wäre es doch so einfach gewesen, wenn ich mir den zugrundeliegenden Konflikt rechtzeitig vor der Diagnose „Krebs" genauer angeschaut hätte.

Nürnberg, Sommer 2006

Wir kamen an einem späten Vormittag von einem gemeinsamen Einkauf nach Hause. Ich ging noch einmal vor der Mittagspause kurz vor die Tür, damit die kleine Hündin noch Gassi gehen konnte. Als ich zurückkam, sah ich am Gesicht meines Liebsten schon, dass irgendetwas nicht stimmte. Er nahm mir den Hund ab, bat mich, mich zu setzen, und erzählte etwas stockend, er habe eben einen Anruf erhalten. Die Sachbearbeiterin der Sterbekasse einer nahe gelegenen Großstadt bat ihn, mir mitzuteilen, ich möge sie dringendst zurückrufen, mein Vater sei gestorben. Ich stockte einen kurzen Moment, dann wählte ich die Telefonnummer, die er für mich notiert hatte und ließ mich mit der Dame verbinden. „Es tut mir sehr leid, ich wusste nicht, dass Sie noch gar nicht informiert waren." Sie war sichtlich schockiert und auch wenig vorbereitet auf das Überbringen einer Todesnachricht. Stockend fügte sie weiter hinzu: „Aber in Anbetracht der Tatsache, dass hier schon die Witwe vor mir stand und das Sterbegeld holen wollte, musste ich Sie einfach informieren. Dieses Geld, so hat es ihr Vater ausdrücklich damals vereinbart, soll Ihnen zukommen, Ihnen und keinem anderen." Nun hatte ich fast zwanzig Jahre meines Lebens keinen Kontakt mehr zu meinem Vater gehabt. Wir waren damals im Streit auseinandergegangen und keiner von uns beiden hatte sich auf irgendeine Art bemüßigt gefühlt, sich zu melden oder den

Kontaktfaden wieder neu zu knüpfen. Ich glaube, es war fast zehn Jahre her, als ich plötzlich das Bedürfnis verspürte, ihm eine Geburtstagskarte zu senden. Ich warf sie in den Briefkasten und wartete auf irgendeine Reaktion. Es kam nichts zurück von ihm und ich beschloss, dass sei auch okay so. Ich fand, dass mein Vater kein guter Vater war, ob er ein guter Mensch gewesen war, das kann ich nicht einmal beurteilen. Er hat mir in meiner Kindheit das Leben zur Hölle gemacht. In der Abwesenheit meiner Mutter hat er mich schikaniert, beschimpft, verbal fertiggemacht. Es gab Tage, da wünschte ich als Achtjährige schon, er möge tot vom Balkon fallen, so sehr hasste ich ihn. Es gibt viele Arten von Misshandlung, seine Form war verbaler Natur: Er trat mit Worten, schlug um sich mit Gehässigkeiten, quälte, demütigte mich und setzte mich herab. Sätze wie Peitschenhiebe und immer mitten hinein in das frisch entstehende Selbstwertgefühl eines jungen Mädchens. Egal, was ich tat, schon das Atmen allein war Grund für entwertende beschämende Äußerungen seinerseits.

Beliebtes Spiel, wenn er nach der Arbeit nach Hause kam, war die Sauberkeit der Küche, des Badezimmers, welche er bemängelte. Dabei hätte es auch die Fliege an der Wand sein können, Hauptsache, er konnte sich in Rage reden, mich fertigmachen. Sadismus nenne ich es heute und nur Menschen, die mich gut kennen, wissen, welche Narben es in meiner Seele wirklich hinterlassen hat. Der Grund für seinen Hass auf mich, so wurde mir in vielen späteren Psychotherapien deutlich, war meine Mutter. Er glaubte, er habe ihre Liebe verloren, seitdem ich auf der Welt war. Ich hätte ihm heute geantwortet, dass ihn keiner lieben konnte, weil er sich so fürchterlich gegenüber seinem einzigen Kind benahm. Das heißt, je härter, strenger und autoritärer er mit mir umging, desto eher nahm mich meine Mutter in Schutz, tröstete mich und versicherte mir ihre Liebe. Da blieb für ihn einfach auch nicht mehr viel übrig. Bei ihrer Scheidung war ich zwölf Jahre. Der Anwalt meiner Mutter soll noch auf dem Gang aus dem Gerichtsgebäude zu meinem Vater gesagt haben, dass er ihm leidtäte. Dass er in seinen Augen ein bedauernswerter Mann sei und dass es ihm völlig unbegreiflich sei, dass man auf das einzige Kind dermaßen mit Eifersucht und Hass reagiere.

So viel nun zu dem Mann, der gestorben war. Ich selbst fand mich eher in einer leicht euphorischen Stimmung, weil ich nie im Leben damit gerechnet hätte, dass dieser Mensch mir einmal Geld, Euros, vermachen könnte. Halleluja!!

Schon bald rief ich meine Kinder an und lud sie zu einer gemeinsamen Reise nach Griechenland ein. Zehn Tage Patmos, die Heilige, die Insel, die meine Tochter immer noch ihr zweites Zuhause nennt. Ich wollte dieses Geld nicht alleine ausgeben, für mich behalten. Mein Vater hatte niemals Interesse an seinen Enkelkindern oder an uns bekundet, war nicht einmal in unserem gemeinsamen Zuhause gewesen. Meinen Bitten nach einem Besuch bei mir entsprach er nicht. Diese fünfzig Kilometer seien ihm als älteren Autofahrer einfach zu weit. Dies hätte ich akzeptiert, wenn er nicht bei jedem Besuch meinerseits über ein oder mehrere Reisen berichtet hätte, die er mit seiner zweiten Frau und seinem Auto mühelos mehrfach im Jahr hinter sich brachte. Orte, die er häufig besuchte, die viel weiter entfernt waren als das Zuhause von mir und meinen Kindern. Dies war auch der Anlass für unseren Streit am Telefon gewesen. An diesem Tag hatte er schlechte Laune, hatte barsch von mir verlangt, ich solle ihn am Telefon gefälligst „Papa" nennen und nicht mit seinem Vornamen ansprechen. Ich war aber nicht mehr die kleine verängstigte Tochter von damals. Meine Reaktion kam sofort. Die Antwort war, dass er sich dann auch bitte wie ein Vater zu verhalten habe. Diese Zuschreibung, so sprach ich ungehalten weiter, müsse man sich verdienen und genau das habe er bis zum heutigen Tag nie getan. Deshalb bliebe es in der eh spärlichen Kommunikation von meiner Seite weiterhin nur bei seinem Vornamen. Jeder von uns legte wütend auf. Das war es also mit uns, mit der Beziehung, mit diesem Mann, der mich gezeugt hatte. Man kann aus der Sicht meiner Tochter sagen, ihr Großvater mütterlicherseits sei schon ihr ganzes Leben abwesend gewesen, lange bevor er das Zeitliche segnete. Und der Opa väterlicherseits, der hatte sich schon Jahre vorher als Angstmacher, ebenfalls als verkappter verbaler Sadist und dadurch ebenfalls als wenig fürsorglich gezeigt. Bei einem Treffen, bei dem er und seine Frau für einige Stunden auf die Kinder aufpassten, sagte er meiner kleinen Tochter einmal, dass sie und ihr Bruder nun für immer bei ihnen bleiben müssten. Ja, wir als ihre Eltern würden nicht mehr wiederkehren, um sie und ihren Bruder abzuholen. Niemals wieder. Ich weiß noch, wie unsicher sie in den nächsten Trennungssituationen wirkte, wie sie nachts nach uns rief, um sich sicher zu fühlen. Wie schade, wenn man bedenkt, was für großartige Großeltern es in meinem Bekannten - und Freundeskreis gibt. Menschen, die lieben, die fürsorglich sind, die alles dafür tun, dass es den kleinen Enkelkindern an nichts mangelt. Und klar, auch Verwöhnen gehört zum Oma - und Opa-Job dazu. Ich hätte meinen beiden Kindern solche Großeltern gewünscht und es tut mir bis heute leid, dass sie diese Chance im Leben, beide liebevoll väterliche und mütterliche Großeltern zu haben, nie erhalten hatten. Ausgeglichen wurde diese Lücke mehr als einmal durch meine

Mutter, eine Frau, die hoffentlich noch lange bei uns bleiben wird, die mit ihrer erfrischenden unkomplizierten Art, Liebe zu geben, ein wirkliches Glück für mich und meine Kinder darstellt. Ich erinnere mich noch gut daran, wie sie sich vehement geweigert hatte, als Oma bezeichnet zu werden, nachdem sie erfahren hatte, dass ich mit meinem Sohn schwanger war. Sie fühlte sich dafür noch viel zu jung und ihre Vorstellung vom Oma-Sein war geprägt von Bildern einer Kittelschürze tragenden grauhaarigen verhärmten Frau mit Knoten im Haar. Aber irgendwie hatte all das anfängliche Sträuben von ihr nichts geholfen. Sie ist und bleibt *die* Oma, eine immer noch sehr jugendliche Oma, und wird dafür auch von ihren beiden Enkelkindern sehr geliebt und geachtet.

Nach dem unverhofft geschenkt bekommenen Urlaub flatterte alsbald nach meiner Rückkehr ein Schreiben eines Anwaltes herein. In kompliziertem Juristen-Deutsch stand dort etwas von einem in den 70er Jahren verfassten Testament meines Vaters. Damals hatte er mir eine bestimmte Summe Geld vermacht und ich war nun richtig verunsichert. Er beschenkte mich mit erneut mit Geld? Doch sowohl das Testament wie auch die Zuweisung des Sterbegeldes an mich waren knapp 2 Jahrzehnte vor dem großen Streit zwischen uns von ihm veranlasst worden. Lange Zeit lag es in Akten von Notaren und Sachbearbeitern. Nun mit dem Zeitpunkt seines Todes in diesem Sommer sollte es an mich ausgezahlt werden. Er hatte damals nach Trennung von meiner Mutter an mich gedacht, wollte mir tatsächlich mit diesem Geld etwas Gutes zu tun? Mein Gespartes reichte nicht länger als dieses Jahr, ich hatte noch keinen Plan, was ich nach meinem „Sabbatjahr" hinterher denn gerne tun wollte. Das Thema „Verkaufscoaching" war ein für allemal vorbei. Das Projekt war erfolgreich zu Ende gebracht worden, doch ich hatte keine Lust mehr Ähnliches für anderen Firmen zu tun. Ich wollte auch nicht als junge Hunde-Mutter quer durch die Republik touren, um mehr oder weniger höflichen Menschen beizubringen, wie man Wasser in die Service-Wüste Deutschland bringt. Eine schöne Zeit lag hinter mir, aber dort sollte sie auch bleiben. Klar hatte ich Pläne, neue Ideen, hatte schon Coach-Kontakte in München, Stuttgart und Umgebung geknüpft. Ich erstellte gerade einen Interview-Leitfaden für Frauen und ihre Erfahrungen in deutschen Autohäusern. Ein guter Freund von mir hatte mir die Webseiten gemacht und viele Frauen nahmen diese Online-Anfrage ernst und beschrieben ihre Erfahrungen als Kundinnen in Autohäusern. Berichte, die für mich als ehemalige Kunden-Zufriedenheit-Beraterin desaströs und entmutigend waren. Konnten mich diese sehr emotionalen Berichte der Autohausbesucherinnen motivieren, hierzu Seminare anzubieten? Vielleicht wäre das ein möglicher Weg gewesen, doch noch ein paar Jahre in dieser Branche zu bleiben. Aber das Branchen-Barometer sprach von einer kommenden wirtschaftlichen Talfahrt. Würden Manager in einer desolaten finanziellen Situation eine Trainerin wie mich bezahlen, damit sich Kundinnen in ihren Häusern wohler fühlten? Die wohl fast letzten Bastionen der noch immer etwas überheblichen, doch scheinbar fast vom Aussterben bedrohten Männerwelt waren die Bau- und eben die Automobilbranche. Wollte ich da wirklich wieder arbeiten? Deshalb kam die Ankündigung einer Erbschaft doch wie gerufen für mich, um noch etwas Zeit zu finden, um meine berufliche Zukunft besser zu planen. Ich brauchte nicht lange überlegen, ich suchte nach einem Anwalt, um meine Interessen zu vertreten, damit ich die Erbschaft antreten konnte. Kurz vorher hatte mir die Witwe zwar telefonisch mitgeteilt, es sei kein Geld mehr für mich da. Denn schließlich sei zwischen dem Testament aus den 70er Jahren und seinem Tod in diesem Jahr „viel Wasser den Rhein heruntergeflossen". Ich wollte dieser Aussage einer verhärmten Frau, die ich gar nicht kannte, keinen Glauben schenken. Mehrere Monate gingen ins Land, mehrere Anwälte beschäftigten sich mit der Angelegenheit, viele Hunderte an Euro wurden von mir an Anwaltshonoraren bezahlt. Kurz vor Weihnachten traute sich die neue Anwältin, die ich noch einmal zusätzlich angesprochen hatte, mir die Wahrheit zu sagen.

Diese Erbschaft, dieses Geld würde ich nie erhalten. Noch kurz vor seinem Tode habe mein Vater alles, was er besessen habe, auf seine damalige Lebensgefährtin umgeschrieben. Es gäbe kein Geld mehr und ich solle aufhören, mein eigenes Geld dafür aus dem Fenster zu werfen. Soweit, so schlecht. Puuh! Ich hatte Wochen vorher nur noch schlecht geschlafen, war unkonzentriert, fahrig, emotional völlig instabil. Mein gesamtes Denken kreiste um die Erbschaft, um eine Möglichkeit, sie noch zu erhalten. Mittlerweile brauchte ich das Geld auch dringend, weil die Anwaltskosten das Ersparte immer weiter aufzehrten. Außerdem, und das war der eigentliche Unsinn, hatte ich viel zu viel an Emotionen in diese Geschichte gepackt. Er will mir Geld geben hieß übersetzt für mich: Er liebt mich doch! Nun, im Angesicht dieser klaren liebenswerten Anwältin, musste ich der Wahrheit ins Auge schauen. Angesichts seines bevorstehenden Endes hatte er nichts unversucht gelassen, mich an dem Erhalt der Erbschaft zu hindern. Liebe, die galt seiner Ehefrau, aber nicht mir! Die erlösenden Tränen kamen und begleiteten mich auf dem Weg von der Anwältin nach Hause. Wie immer nach Krisen brauchte ich auch hier Zeit. Zeit mit mir alleine, Zeit mit meinem Liebsten, Zeit, mich anzulehnen, und Zeit, alles zu verdauen. Und wie ich verdaute … nur wenige Tage später blutete ich auf der Toilette. Je besser es mir ging, je klarer ich sah, desto mehr Blut floss. Und schon war sie da, die Angst krank zu sein, die Angst zu verbluten. Weihnachten kam, ein neues Jahr begann und ich hatte mich nach dieser inneren Krise wieder gefunden. Die Trauerphase war vorüber, ich konnte wieder lachen, mich an kleinen Dingen im Alltag freuen. Es kamen kleinere Aufträge, die mir halfen, meinen Anteil an der Miete zu zahlen. Das Finanzamt war so gnädig, mir die Unsummen an Vorauszahlungen, die es aufgrund meines guten Einkommens die letzten Jahre erhoben hatte, zunächst auf null zu setzen. Damit war mir eine große Belastung genommen und ich sah wieder positiver in die Zukunft. Einzig mein Darm krampfte und ziepte, immer wenn ich etwas aß. Erstmals besuchte ich einen Internisten, dem ich alle Symptome schilderte. Es war ein netter Mann, er begann seine Routineuntersuchungen standardmäßig und verhalten. Mein Sohn hatte mir noch seine Hausärztin aus der Kreisstadt empfohlen, auch diese besuchte ich parallel. Sie sei Expertin für Darmleiden, sagte sie mir und ich ließ alle Untersuchungen machen, die sie für angebracht hielt. Ihr Verdacht war eine chronische Darmentzündung, hervorgerufen durch ein vor längerer Zeit verabreichtes Antibiotikum. Bei meinem Sohn stimmte die Diagnose, die sie vor einem Jahr gestellt hatte, und nach seiner Behandlung bei ihr war er beschwerdefrei. Ich nicht. Das Jahr ging vorüber, ich war schlank und schmal geworden, nahm jetzt Eisenpräparate, weil meine Eisen-Werte im Blut extrem unter dem Normalwert lagen wegen der immer noch anhaltenden Blutungen im Darm. Irgendwann hatte ich eine der selten gewordenen Standard-Untersuchungen bei meiner Frauenärztin. Auch mit ihr besprach ich meine Situation, die vom Internisten sowie von der Hausärztin eingeleiteten Untersuchungen, die noch nicht gefundene Ursache und die Ergebnislosigkeit aller medizinischer Arbeit. Wir standen schon im Eingangsbereich ihrer Praxis, einige Patientinnen standen an der Rezeption, warteten auf Überweisungen, Rezepte, Termine oder Ähnliches. Und ich höre die Ärztin heute noch laut und deutlich sagen: „Na, wenn das mal kein Darmkrebs ist!" Dreht sich um und ging in ihr Sprechzimmer zurück, ließ mich da stehen, einfach stehen. Kopfschüttelnd verließ ich die Praxis. Was sollte ich von so einer Unverfrorenheit halten? Ich war sauer, fand die Art und Weise völlig unangemessen, fühlte mich wie vor den Kopf geschlagen. Heute weiß ich, dass das einfühlsame Vermitteln von lebensbedrohlichen Diagnosen in der Ausbildung von angehenden Medizinern zwar auch damals schon gelehrt wurde, aber bis heute noch nicht durchgängig in den Praxen umgesetzt wird. Immer wieder wird mir in meiner psychotherapeutischen Praxis von fast brutal zu nennenden Diagnosen im Zusammenhang mit Krebs berichtet, die meist nur eines verursachen: Todesangst auf Seiten der betroffenen Patienten!

Nürnberg, im Januar 2008

Das Zimmer war freundlich, die mich aufnehmende Stationsschwester auch. Ein letzter Kuss, ein zartes Streichen über den Arm und mein Lebensgefährte ging mit schweren Schritten zur Tür. „Ich bin nachher da, wenn du wach wirst. Versprochen!?" Ich wusste nicht, was er mit dem Versprechen genau gemeint hatte. Das Wachwerden meinerseits nach der Operation oder dass er dann da sein wollte. Die Tür schloss sich hinter ihm und ich war alleine. Ich zog meine persönlichen Sachen aus, räumte sie in meine Tasche, zog die bereitgelegte Anstaltskleidung an und legte mich ins Bett. Nun hieß es warten, warten auf den Ruf des Operateurs nach dem Fall „Darmkarzinom, weiblich" und dem Herausholen meiner Person aus dem Zweibettzimmer. Ich wunderte mich über meine innere Ruhe, die obligatorische Beruhigungspille schluckte ich zwar, aber gebraucht hätte ich sie nicht. Ich sah aus dem Fenster, ein hellblau-rosafarbener Himmel zeigte sich über den Dächern dieser wunderschönen Stadt. Schneller als erwartet wurde ich in den kühlen OP-Bereich des Hauses gefahren. Noch ein oder zwei nette Bemerkungen zu den jungen Herren, die mich umbetteten und danach in einen tiefen Schlaf versetzten.

Ein Stöhnen weckte mich, ich lag in einem Aufwachraum, war frisch operiert. Das Stöhnen kam allerdings von der OP-

Schwester, die sich gegenüber ihrem Kollegen darüber beklagte, dass sie um diese Tageszeit noch nicht einmal gefrühstückt habe. Ich schloss die Augen wieder.

Das nächste Mal wurde ich wach, als ich an meinem Liebsten und meinen Kindern vorbeigefahren wurde. Zu schwach, um zu reden, hob ich nur kurz die Hand zum Gruß. Dann fiel ich zurück in diese umhüllende, Sicherheit gebende Müdigkeit. Die ersten Tage waren entsetzlich. Ich hatte eine Schmerzpumpe am Bett, schließlich war ich nach wie vor privat versichert und hatte die Vergünstigung, nicht nach Schmerzmitteln klingeln oder bitten zu müssen. Meine Kinder nahm ich wahr, meinen Liebsten, später kam noch meine Mutter oder kam sie erst am nächsten Tag? Am Nachmittag hielt der Oberarzt Einzug. Alles sei gut nach Plan verlaufen, die Wunden am Bauch würden sicherlich bald verheilen. Ich könne nach Wunsch selbst über die Schmerzdosis entscheiden, man habe noch eine Zyste am rechten Eierstock gefunden und er habe „prophylaktisch" diese gleich mit entfernt. Ich dämmerte zwar noch, versuchte mir aber zu merken, dass irgendetwas in mir fehlte, was nicht der Tumor war. Ansonsten döste ich dahin, Essen gab es noch nicht und ich war durch die Medikamente völlig stillgelegt. Irgendwann klärte mein Lebensgefährte für mich und in meinem Auftrag, dass die vielen Besuche, die eigentlich lieb und aufrichtig besorgt gemeint waren, mir viel zu viel waren. Freundinnen, die stundenlang an meinem Bett saßen, die sich unterhalten wollten, es war mir einfach alles zu viel. Meine Kinder wechselten sich mit meiner Mutter ab, mein Liebster kam nur kurze Momente zweimal am Tag, ansonsten hatte ich mit mir und meinem Körper zu tun. Von den Krankenschwestern bekam ich nicht viel mit. Wenn ich sie einmal brauchte und nach ihnen klingelte, waren sie nicht da. Wenn ich schlief, weckten sie mich, um mir das vierte Mal an diesem Tag Blut abzunehmen oder Fieber zu messen. Das Bett neben mir wurde mit einer Türkin besetzt, deren Familie groß, laut und zahlreich war. Es war ein ständiges Kommen und Gehen wie zu Hauptverkehrszeiten. An einem dieser Nachmittage kam der Operateur und sah schon an der Tür sehr bedenklich und etwas deprimiert aus. Er setzte sich zu mir ans Bett. Man habe meine Lymphe untersucht, ja, man habe da schon von Tumorzellen befallene Lymphknoten in mir gefunden. Der Krebs sei also doch schon weitergegangen, würde wohl nun über das Lymphsystem durch den ganzen Körper getragen … Ja, er sehe da nur noch wenige Chancen … Er stoppte im Reden angesichts meiner erschrockenen Augen und der Tränen, die gleich flossen. Aber über die weitere Behandlung hätten wir zu reden, wenn es mir wieder besser ginge, setzte er nach. Ich bat ihn darum, essen zu dürfen. Ich hatte Riesenhunger, hatte seit Tagen kaum irgendetwas zu mir nehmen können. Nach einigem Hin und Her gab er seine Zusage für Schonkost. Wieder alleine, die türkische Nachbarin war mit ihrem Besuch in der Kantine, fühlte ich mich, wie von einem Bagger gerammt. Die niederschmetternde Nachricht des Arztes, die scheinbare Ausweglosigkeit der Diagnose und auch die deutlich fühlbare Traurigkeit des behandelnden Chirurgen waren zu viel für mich. In mir war die nackte Verzweiflung, ein tiefer Schmerz und das Gefühl, mein Leben sei zu kurz, ich sei zu jung, um in Kürze zu sterben. Nach dem erlösenden Weinen kam der Trotz und ich schmetterte diesen verdammten Tumorzellen ein inneres lautes Nein entgegen. ICH WILL NICHT STERBEN! Der Besucher - Tross der Bettnachbarin hielt Einzug ins Krankenzimmer und ich kroch tiefer unter meine Decke, stellte mich schlafend. Mit dem nach oben gestellten Schmerztropf kam alsbald der erlösende Schlaf und ließ mich erst am nächsten Morgen erwachen. Trotz der schlechten Nachricht gestern Nachmittag freute ich mich wie eine Dreijährige, als das erste Toastbrot am Morgen vor mir lag. Mit dem Appetit kam das Fieber. Allen Besuchern wurde abgesagt, ich lag im Dämmerschlaf und hoffte, niemand werde mich stören. Mittlerweile bezog sich meine Abneigung auf alle Schwestern der Station. Keine war ansprechbar, wenn ich Hilfe benötigte, aber beim Schmerzzufügen durch Spritzen, Braunülen und Blutabnahmen, da waren sie eifrig zur Stelle. Am dritten Tag wurde der Oberarzt aus dem OP herausgerufen, weil meine Fieberwerte gestiegen waren. Er wiegte bedächtig den Kopf und sagte etwas von: „Das müssen wir uns unbedingt noch einmal genauer anschauen. Da bekommen Sie gleich ein kleines Narköschen und dann schaue ich noch mal in Ihren Bauch." Ich schüttelte den Kopf. Hatte ich nicht in meinem Leben gelernt, dass Fieber ein durchaus nützlicher Heilungsprozess im Körper war, der alle Keime und schlechten Dinge vernichtete? Meinen Kindern hatte ich in ihrer Kindheit eingetrichtert, dass im Fieber die Arbeit der kleinen Gesundheitspolizisten viel besser sei, dass sie mit ihrer Kampftruppe dann noch effektiver gegen die Invasoren sprich Krankheitserreger arbeiten konnten. Nochmals schüttelte ich den Kopf. „Nein, das wird heute nichts, ich habe bislang nach jeder Operation, die ich jemals hatte, immer auch irgendwann mal Fieber bekommen. Ich kenne diese Reaktion von mir und ich halte sie für gesund. Morgen sieht es schon wieder besser aus und das Fieber ist gesunken, das verspreche ich Ihnen." Er verabschiedete sich brummelnd von mir und ging. So optimistisch und positiv ich auch wirken wollte, innerlich machte mir der innere Abwehrkampf „Gut" gegen „Böse" richtig zu schaffen. Mir ging es schlecht und ich wusste ganz genau, jetzt zu diesem Zeitpunkt eine weitere Operation, das würde ich nicht schaffen. Meine gesamte Kraft ging in den Heilungsprozess meines Körpers, alles andere war zu viel. Ich ließ mich zurückfallen, schloss die Augen und döste vor mich hin. Selbst meine freundliche türkische Nachbarin war kurz eingeschlafen, es gab keine Störung von Besucherkolonnen oder irgendein Ärgernis einer erneuten Blutabnahme durch eine noch übende Schwesternschülerin ...

Die innere Erholungsphase hatte nur eine knappe Stunde gedauert, da wurde ich durch eine Berührung am Arm geweckt. Verschlafen öffnete ich die Augen und erkannte einen der jungen Assistenzärzte, der immer mal bei den Visiten neben seinem Leitwolf zu finden war. Er saß sehr aufrecht und schien wenig Zeit zu haben. „Hallo", sagte er zu mir, „gut, dass Sie wach sind. Der Doktor wartet unten im OP auf Sie. Ich soll Sie abholen. Kommen Sie bitte!" Ich weiß nicht, ob es der ungeduldige Tonfall war oder die unsichere Art dieses Menschen, plötzlich war ich hellwach. Trotz der Narbenschmerzen am rechten Unterbauch richtete ich mich gerade auf und lehnte mich zu ihm vor. „Sagen Sie dem Herrn Oberarzt einen schönen Gruß, ich gehe nicht zu ihm in den OP. Und wenn er damit ein Problem hat, soll er mir die Entlassungspapiere fertig machen. Haben Sie mich verstanden?" Der junge Arzt tat mir fast leid, als er wie ein geprügelter Hund aus der Tür schlich. Sitz. Aus. Platz. Wie gut, das ich acht Monate Hundetraining hinter mir hatte, das hatte die natürliche Autorität in mir deutlich verstärkt.

Völlig erschöpft ließ ich mich zurück in die Kissen fallen, nach nur wenigen sorgenvollen Gedanken, wie denn der operationswütige Doc reagieren würde, schlief ich wieder ein. Genau so ein Verhalten war meine große Sorge gewesen, bevor ich ins Krankenhaus ging. Meine Meinung als Patientin zählte nicht. Diese arrogante Haltung „Ich weiß, was für Sie gut ist", diese überhebliche Art, mit Menschen umzugehen, mit dem Körper dieser Menschen – ich war fassungslos. Wie konnte man nach meiner doch klaren Ablehnung eines erneuten chirurgischen Eingriffs die Frechheit und Ignoranz besitzen, wenig später seinen Assi zu schicken, um mich doch in den OP zu holen? Ich ärgerte mich und beschloss, so schnell es ging, wieder auf die Füße zu kommen, um zuhause in Ruhe zu genesen.

Natürlich war das Fieber schon am nächsten Tag gesunken, die Blutwerte waren deutlich verbessert. Es kam der Tag, wo mein behandelnder Arzt sich Zeit nahm, um mit mir das weitere Vorgehen zu besprechen. Ich gehörte zur Gruppe III der Sigma-

Karzinom-Patientinnen. Das hieß im Klartext: Darmkrebs im Stadium drei bedeutet ein fortgeschrittenes Stadium. Der Krebs hatte bereits Metastasen in anderen Organen gebildet, bei mir waren es die Lymphe sowie im weiteren Verlauf der Nach - „Sorge"-Untersuchungen eine Zyste an der Leber. Alle weitere Diagnostik wurde verschoben auf einen späteren Termin. Er sagte es nicht so deutlich, wie es im Internet auf Fachseiten nachzulesen ist, aber eine Heilung in diesem Stadium war wohl eher die Ausnahme als die Regel. Er senkte den Kopf, als müsse er sich kurz sammeln, und sah mir darauf hin scharf in die Augen. „Wir müssen hier unbedingt mit der Gabe von Zytostatika beginnen, sobald es Ihnen auch nur leicht wieder besser geht." Die danach folgende Diskussion führten wir mehrmals, immer wieder redeten wir aneinander vorbei. Er sprach von höherer Überlebensrate, ich von lebenswertem Leben, er nannte die Chemogabe eine Therapie, ich nannte sie Gift, die alles Lebendige in mir töten würde. Der Begriff „Zytostatika" leitet sich ab vom Griechischen Cyto = Zelle und Statik = anhalten und meint damit Substanzen, denen eine wachstumshemmende Wirkung nachgesagt wird. Historischer Hintergrund war die Erfahrung aus dem 1. Weltkrieg, in dem Senfgas (Schwefel-Lost) eingesetzt wurde. Nur wenig später wurde das weniger giftige Strickstoff-Lost von Medizinern entwickelt und schon 1942 bei einem Patienten mit

Lymphosarkom erstmalig eingesetzt. Völlig überrascht war man, dass die Tumormasse des Mannes tatsächlich schrumpfte, allerdings starb er an den Folgen des hochdosierten Giftes schon nach 3 Monate. Damit begann die Ära der so genannten Chemo-"Therapie", immer mehr Mittel werden seitdem entwickelt, meist sogar genehmigt. Stickstoff-Lost ist nach wie vor in den USA zugelassen und wird im Rahmen der Krebsbehandlung noch immer eingesetzt. Als mein Arzt in einer der vielen verbalen Auseinandersetzungen die wir hatten, begann, von der Aufnahme meiner Person in eine hoch wissenschaftliche Studie zu sprechen, damit die Gabe der Zellgifte auch unter standardisiert kontrollierten Bedingungen durchgeführt werde, und dies als besonders positiv herausstellte, um meine diffusen Ängste zu beseitigen, fragte ich ihn entsetzt, ob er mich wirklich für so blöd hielte. Eine Teilnahme an einer Studie bringe den teilnehmenden Krebskranken doch nichts, nur den Ärzten, die sich damit eine wissenschaftliche Reputation verschaffen wollten. Dann sei aber sicher zu diesem Zeitpunkt schon die Hälfte aller Teilnehmer verstorben. Heute weiß ich, dass es tatsächlich einige an Krebs Erkrankte gibt, die stolz darauf sind, an so einer großangelegten kontrollierten Studie teilzunehmen. Die wenigsten, die ich davon kennen gelernt habe, haben mehr als das erste Jahr überlebt.

Die Tage vergingen, meine Narben verheilten, ich brauchte weniger Schmerzmittel. Jeden Tag ging ich die Kliniktreppen herauf, dann hinunter, dann herauf, steigerte das Pensum von Tag zu Tag. Kondition und etwas Muskelaufbau versprach ich mir davon. Ich bat um einen raschen Entlassungstermin, weil mittlerweile das gesamte Personal dazu eingespannt war, mich zum Legen eines Ports zu überreden. Immer wieder informierte mich jemand aus der Stationshierarchie darüber, dass gerade eben eine freie Zeit im OP sei, jetzt könne ich meinen (!) Port legen lassen. Unter Port wurde ein unter die Haut eingepflanzter dauerhafter Katheter hin zum venösen Blutkreislauf verstanden, mit dem die Zytostatika, die zellvergiftenden Medikamente, jederzeit und nach Belieben in den Körper gegeben werden können. Wie großartig und fortschrittlich dieser Umstand sei, wurde mir mehrfach berichtet, undenkbar, dass jemand dieses so nützliche Verfahren nicht in Anspruch nehmen wolle, so jemand wie ich, mit Stadium III …?!

Das Einzige, worauf ich mich bei dem zugegebenermaßen stetig steigenden Druck einließ, war die Zusage, dass ich mich eingehend mit der Frage einer Chemotherapie beschäftigen würde, dass ich allerdings dafür Zeit benötige. Kurz vor dem Entlassungsgespräch kam noch ein anderer Arzt vorbei. War er darauf angesetzt, mich umzustimmen? Wie aus dem Lehrbuch referierte er, sprach über die hohe Wahrscheinlichkeit von Rezidiven bei meiner Form des Darmkrebses. Ja, es sei komplett alles Karzinogene im Darm entfernt worden, aber Krebs sei nun mal kein örtlich festzulegendes Geschehen. Nur durch eine adjuvante Therapie könne mein jetziger Gesundheitszustand dauerhaft bewahrt werden. Ich fragte nach, was denn eine adjuvante Therapie bedeute, diesen Begriff hatte ich noch nie gehört. Schnell war geklärt, dass er die Gabe von Zytostatika meinte, warum hatte er nicht gleich von einer „Chemo" geredet? Immer wieder ein neuer Versuch mich zu verwirren, mittlerweile war ich nur noch wütend! „Haben Sie zufälligerweise auch gerade noch einen Platz im OP frei, damit der Port gelegt werden kann? Ich weiß nicht, steht das nicht schon in meiner Akte? Meine Antwort ist hier und heute NEIN!" Ja, ich war laut, ich war unbeherrscht und es tat mir nicht einmal leid.

Die Schwester, die vermittelnd hinzutrat, flüsterte leise, der Herr Doktor wolle mir doch bloß helfen, ich als so junge Frau mit dieser furchtbaren Erkrankung, es sei doch nur prophylaktisch …

Seit dieser Zeit hasse ich das Wort „prophylaktisch". Wenn ich heute darüber nachdenke, was mit mir alles aus prophylaktischen Gründen in den letzten Jahren medizinisch veranstaltet werden sollte, kann ich klar sagen, dass ich heute den Sonnenuntergang am Strand von Matala auf Kreta nicht erlebt hätte, da bin ich ganz sicher.

Ja, und ich weiß, wir müssen alle einmal gehen, wenn die Zeit für uns gekommen ist. Aber wer von uns ist denn sicher, dass diese Zeit des Sterbens für die jährlich 200.000 Krebstoten gekommen war? Für jeden dieser 500 Krebstoten pro Tag soll die Zeit abgelaufen sein? Das habe ich damals nicht geglaubt, heute glaube ich es erst recht nicht.

So kam es einer Flucht gleich, als ich in der Klinik um die Entlassungspapiere bat und mich von einem guten Freund aus dem Krankenhaus abholen ließ.

Neumarkt i.d.O., Februar 2008

Ich war wieder zuhause, in meiner kleinen Welt. Obwohl es nur knapp drei Wochen Klinikaufenthalt insgesamt waren, kam mir die Zeit dort viel länger vor. Irgendetwas hatte sich verändert, alles wirkte anders, fremder auf mich. Heute weiß ich, dass ich mich verändert hatte. Über den geschwächten körperlichen Zustand hätte ich hinwegsehen können, nicht umsonst hatte der operierende Arzt es einen schweren Eingriff genannt. Nein, es war die Veränderung in mir, die mir Sorgen bereitete. Diese selbstbewusste, meist fröhliche, ausgeglichene Frau, wo war die geblieben? Ich fand mich in mir selbst nicht mehr zurecht, war mir fremd im Denken, Fühlen und Handeln. Ich spürte eine Distanz zu anderen Menschen, selbst mir liebe und vertraute Leute ließ ich nicht an mich heran, distanzierte mich von Fragen, wie es mir ginge, wie ich den Klinikaufenthalt erlebt habe, was ich nun mit dieser schrecklichen Diagnose Krebs zu tun gedenke. Ehrlich war meine Antwort damals wenigstens: Nichts, im Moment gäbe es nichts zu tun. Alles Weitere müsse ich bei meiner Recherche nach den Hintergründen der Krankheit, ihren Ursachen und ihrem weiteren Verlauf entscheiden. Doch dies war nur der eine äußere Anteil von mir, der da sehr bewusst kommunizierte. Fakt war, mir war der Boden unter den Füßen weggezogen worden. Es fühlte sich noch immer an, als sei ich im freien Fall. Irgendetwas war mit mir passiert zwischen gastroenterologischer Praxis, der

Spiegelung, der Diagnose und den ersten fünf Tagen in der Klinik. Ich war reizbar und schnell emotional aus dem Gleichgewicht zu bringen. Welches Gleichgewicht, frage ich mich heute? In nur Bruchteilen von Sekunden konnte ich aufbrausend, wütend werden, im nächsten Moment war ich ein trauriges Häufchen Unglück, was Tausende von Taschentüchern beim Schnäuzen und Weinen verbrauchte. Daneben war ich still, nur körperlich anwesend, in meinen Gedanken versunken. Mein Partner und ich, wir hatten beide das Rauchen aufgegeben, deshalb stand das Reinigen von Gardinen, Decken, Schrankinhalten im Vordergrund. Ich war sicher, ohne Nikotin weiter durch das Leben zu gehen, viel zu viel Angst war entstanden, als ich einen der behandelnden Ärzte fragte, warum ich, ausgerechnet ich, Krebs bekommen habe. Die Antwort war unpräzise, selbstgestrickt. Nun ja, ich hätte ja schon deutlich gemacht, dass ich einen sehr ungesunden Lebensstil gepflegt hätte in der Zeit vor Ausbruch der Krankheit. Viel Nikotin, viel Kaffee, viel Alkohol, einen ausschweifenden Lebenswandel eben. Da ließe der Körper nicht mit sich spaßen, da würde es irgendwann zu extremen Folgen kommen. Auf die Frage, warum ausgerechnet der Darm, wurde schnell Bezug genommen auf meine ungesunde Ernährung. Kaum Ballaststoffe, zu viel Fette, Kohlehydrate und natürlich Fleisch. Zwar nicht viel, aber dann doch manchmal das Carpaccio oder Rindersteak. Klar war, es lag an mir, an meinem Verhalten, es drängte sich der subtil formulierte Vorwurf auf, warum ich denn die Spiegelung erst zu so einem späten Zeitpunkt habe vornehmen lassen. Man ging davon aus, dass erst die lange Zeit des heranwachsenden Tumors ihn zu dem gemacht hatte, was er dann war, eben bösartig. Ich fühlte mich in allen Anklagepunkten schuldig. Ja, ich hatte mich krank gemacht, zu lange mit der wichtigen Maßnahme der Darmspiegelung gewartet, mein Leben aufs Spiel gesetzt, nur weil ich zu bequem oder gar zu feige war. Ich kaufte mir Bücher über Ernährung, das erste mit dem lustigen Titel „Krebszellen mögen keine Himbeeren". Ich erstellte eine Liste von Nahrungsmitteln, die ich fortan meiden wollte, und ein Liste darüber, was ich von nun an essen wollte. Ich entschloss mich, meinem Leben eine Wendung zu geben, hoffend, dass es noch nicht zu spät zur inneren Um - und Einkehr war.

Zwischen Rastlosigkeit und tiefer Erschöpfung schwankte ich hin und her, wurde schreckhaft und innerlich unruhig und angespannt. Ich kapselte mich von den Menschen, die mir wichtig waren, ab, vertiefte mich in Literatur über Krebs, über autoaggressive Erkrankungen. Manche Bücher kaufte ich, manches las ich in Foren, Artikeln und Leseauszügen, wie besessen arbeitete ich alles zum Thema Krebs durch.

Wochenlang saß ich lesend auf dem Sofa oder am Rechner studierend, die Inhalte der gängigen Krebsliteratur hatten nichts Beruhigendes, egal ob aus alternativer Medizin stammend oder aus dem großen Bereich der Schulmedizin. Beide Richtungen sahen in Krebs etwas Böses, Entartetes, beide medizinischen Lager versuchten vor allem die Tumorzellen zu vernichten, den Befall von lebenswichtigen Organen zu vermeiden. Kampf war die Devise, durch Mistelzweige oder erhöhte Vitamin-C-Gaben genauso wie durch Zellgifte, die in früheren Zeiten zur Fellentlausung von Schafen genutzt worden waren. Ganz beliebt waren auch irgendwelche militärischen Senfgas-Derivate, die durch und in den menschlichen Körper geschossen wurden, Vietnam und der Zweite Weltkrieg ließen grüßen. Aus diesen militärischen Vernichtungsaktionen hatte man damals den Hinweis erhalten, dass der Einsatz dieser Giftgase zwar eine Zellteilung im menschlichen Körper verhindere. Aber welcher Idiot war dann auf die fatale Idee gekommen, dieses als Maßnahme gegen Krebs einzusetzen und es dann auch noch Therapie zu nennen, wo doch auch schon damals klar war, dass alle, d. h. sowohl die Tumorzellen wie auch die guten Zellen, sterben mussten?

Die Angstanfälle kamen meist nachts, in Phasen, wo ich

entspannte, wo der wache Verstand ausgeschaltet war. Schweißgebadet erwachte ich, manchmal weinend oder laut schluchzend, manchmal starr vor innerer Angst. Meist war mein liebster Mann schon vorher wach, weil er meine Unruhe gespürt oder gar schon das Weinen gehört hatte. Beruhigend strich er mir über den Arm, legte mir die Hand auf die Schulter, weckte mich. Wie oft stand er mit mir auf, saß mit mir im dunklen Wohnzimmer oder in der hell erleuchteten Küche! Er hasste es in dieser Zeit, mich wegen seiner Außendienstarbeit allein zu lassen, er litt mehr unter den nächtlichen Trennungen als ich. Wir hatten die Entscheidung getroffen, die Großstadt zu verlassen, zurück in das beschauliche Leben einer heimeligen Kleinstadt mit dörflichem Charakter zu ziehen. Zunächst wegen der Ruhe und des stressfreien Raumes, den ich dringend benötigte. Bisher wohnten wir direkt an einer sehr befahrenen Bundesstraße. Hier rollte Tag und Nacht der Verkehr und an den Wochenenden kamen Massen an Motorrädern hinzu. Dazu kam, dass wir uns diese Wohnung einfach nicht mehr leisten konnten. Meine Ersparnisse waren aufgebraucht, ich hatte eine Menge an Schulden angehäuft, fast täglich kamen neue Rechnungen aus der Klinik, alle wollten privat-ärztlich zu dem schon von der Krankenkasse erstatteten Betrag für Operation und Behandlung noch zusätzlich verdienen. Es war zudem keine Frage, dass ich zu diesem Zeitpunkt überhaupt nicht arbeitsfähig war, weder körperlich noch seelisch. Ich schaffte es gerade so, meine kleine Hündin wieder zu uns nach Hause zu holen, mich mit ihr und dem täglichen Gassigehen und Füttern zu beschäftigen. Oftmals saß ich einfach nur so, blickte auf den See vor meinem Fenster und starrte ins Leere. Es gab keinen Impuls, irgendetwas zu tun, in die Hand zu nehmen, zu planen. Ich hatte keinen Antrieb, die Stimmung war unten. Wenn ich überhaupt in dieser Zeit irgendetwas spürte, dann war es Angst vor der Zukunft, Ärger über mich selbst und eine riesengroße Traurigkeit. Oftmals spürte ich jedoch überhaupt nichts und ich glaube, diese unendlich große innere Leere, die bereitete mir am meisten Kummer. Irgendwann in einer stillen Stunde registrierte ich: Ich war ein Wrack! Und ich war auf eine unbestimmte Art und Weise einsam. Freunde und Bekannte hatten sich zurückgezogen, einmal weil ich in die Distanz gegangen war, mich fremd und nicht zugehörig fühlte und auch so benahm. Zum anderen, und das war eine unerfreuliche, erschreckende Erkenntnis, weil mir scheinbar ein Stigma anhaftete, das Stigma der Schwerkranken, der Todgeweihten. Mich verletzte diese Reaktion des Rückzugs von früheren Bekannten und Freunden sehr. Ich erinnere mich an eine Übergabe von Umzugskartons, die ein guter, wie ich bisher fand, sehr guter Freund mir vorbeibringen wollte. Ich freute mich auf ihn, hatte nichts an diesem Tag geplant, um

Zeit mit ihm zu verbringen. Am Nachmittag ertönte die Hausklingel, ich drückte auf den Summer, öffnete die Wohnungstür und wartete. Es passierte nichts. Ich schaute aus dem Fenster, sah sein Auto nicht mehr. Zeit verstrich, nichts passierte. Ich ging die Stufen des Treppenhauses hinunter, da standen sie. An eine Wand angelehnt, alle Umzugskartons. Er war ohne ein Wort zu sagen wieder gegangen. Die Tränen liefen und ich versank in erneuter tiefer Verzweiflung und Depression. Dann kam die Wut hinzu, das beschämende Gefühl, wie eine Aussätzige behandelt worden zu sein. Als sei Krebs ansteckend, als sei der Kontakt zu mir von Seuche, Pest und Cholera begleitet. Es war ein langsam ineinander übergreifender Prozess. Einerseits zog ich mich aufgrund des anhaltenden Schockzustandes, in dem ich mich erst langsam lösen konnte von mir vorher lieben Menschen, zurück, andererseits mieden eben auch diese Menschen das Thema Tod, Krankheit und Krebs, wenn es von mir kam. Meine besten Freundinnen warfen mir vor, alles mit meiner Erkrankung Zusammenhängende zu verdrängen. Gleichzeitig wechselten sie das Thema, wenn ich selbst darauf zu sprechen kam. Nicht ein Mal und zufällig, nein, ich testete es aus und kam auf mehr als vier Versuche, meine Krankheit anzusprechen, und dies bei nur einem Treffen von uns Frauen. Danach gab ich auf, sprach das Thema Krebs nicht mehr an und ließ mir stoisch Wochen später wieder einmal vorwerfen, ich sei ja ausschließlich im Verdrängungsprozess. Ist es Zufall, dass keine von ihnen heute noch zu meinen Freundinnen zählt? Mit der einen bin ich noch bekannt, die andere hat sich nach einem Streit ganz aus meinem Leben verabschiedet.

Täglich arbeitete ich mich weiter in das Thema Krebs ein, wühlte mich durch eine Menge unsinniger und sinniger Literatur. Etwas trieb mich an, zu lesen, zu suchen. Ich wollte etwas, was mehr Erklärung für diese Krankheit gab als die allenthalben standardmäßig formulierte Vermutung, Krebs sei einfach nur eine „willkürliche und bösartige Entartung von Zellen" mit dem Ziel, den ganzen Körper damit zu infiltrieren und langfristig zu zerstören. Ich war groß geworden mit Rüdiger Dahlke, mit Luise Hay, glaubte an den Zusammenhang und das Zusammenspiel von Psyche, Geist und Körper, konnte und wollte mich mit der Tatsache, da lebe etwas an Zellmaterial in mir, was mich töten wollte, nicht abfinden. Nein, das erinnerte mich an die lange dunkle Zeit des Mittelalters, an Hexenverbrennung und Inquisition, wo man an Teufelswerk glaubte und unmenschlich und grausam mit Unschuldigen und Andersdenkenden umging. Das Ergebnis meiner täglichen Recherchearbeit am Thema Krebs war am Ende eines Tages bis auf wenige Momente immer das gleiche.

Ich ging in die Entspannung, in den Schlaf und dann kamen sie: Die Gespenster meiner Klinikvergangenheit, so nannte ich sie. Da verfolgten mich maskierte Männer, in Massen waren sie hinter mir her. Sie bildeten Geschwüre, Metastasen, besetzten ehemals fruchtbare Ebenen und schöne innere Dörfer, überfluteten das vormals wunderbare Land, brachten Krieg und Zerstörung überall dort, wo sie auftraten. Bei einem dieser häufig wiederkehrenden Alpträume erschien mir der operierende Oberarzt, lächelte mir auf meiner Flucht zu, nickte weise und sagte: „Jaaaah, wer nicht hören will, muss fühlen!" Es war ein zentraler Traum in dieser Zeit. Erstmals war mir ein Anhaltspunkt gegeben. Es ging, um die schlimme Zeit der Operation, um die zermürbenden Gespräche über meine Darmkrebserkrankung und die sogenannten „Therapie"- Ansätze, die mir der Arzt/die Ärzte angedeihen lassen wollten.

Die OP hatte ich schon hinter mir, es standen nur noch Bestrahlung oder Chemotherapie zur Disposition. Bestrahlung war in Anbetracht des ummantelnden Darmes nicht zu geben, blieben doch einfach nur die Giftgaben, die ich bislang erfolgreich verweigert hatte. Hier wurde intensiv mit meiner Angst gearbeitet, heute sehe ich manche Aussagen des Klinikpersonals sogar als versteckte Drohungen, frei nach dem Motto „Wenn Sie nicht …, dann …". Sie spielten mit meiner

Todesangst, mit meiner Unwissenheit, um eine Entscheidung herbeizuführen, die scheinbar alle als gut und richtig ansahen. Alle, außer mir! Nur ich hatte den Eindruck, sollte ich mich darauf einlassen, dann sterbe ich! In Gedanken überprüfte ich alle Krebskranken in meiner näheren und weitläufigeren Umgebung. Wer von ihnen allen war ins Krankenhaus gegangen und als gesund entlassen worden? Kannte ich auch nur **ein** Beispiel von Genesung, kompletter Genesung? Ich machte mir Notizen, notierte Verläufe von Krebserkrankungen, schrieb Fragen auf, die mir dazu einfielen. Eine zunächst sehr frustrierende und auch einsame Arbeit, bis ein guter Freund mich wieder aufbaute und aus meiner selbst gewählten inneren und äußeren Distanz herausholte. „Hör endlich auf. Das ist alles viel zu abstrakt, kümmere dich erst einmal nur um dich. Schau einfach mal, dass es dir endlich wieder besser geht." Er hatte vollkommen Recht. Mein emotionaler Zustand war in den zurückliegenden Wochen zwar anders, aber nicht wirklich besser geworden. Bewusst nahm ich mir vor, mich selbst wieder in den Fokus zu stellen, mich um mein Wohlergehen auf jeder Ebene zu kümmern. Gesagt, getan!

Ich war lange genug als Psychotherapeutin tätig, um mir selbst eine „Posttraumatische Belastungsstörung" zu diagnostizieren, wäre ich meine eigene Klientin gewesen. Ich war durch die

Diagnose und den weiteren Behandlungsverlauf traumatisiert, ja ich musste mir eingestehen: Ich fand bei mir dieselben Symptome, wie sie jemand hatte, der durch einen Unfall, eine Gewaltattacke oder ein Naturereignis eine lebensbedrohliche Erfahrung machte. In meinem Kopf existierte die lebensbedrohliche Erfahrung in Form der Bilder und Vorstellungen, die ich mit dem Wort Krebs verband. Ich las mir die aufgelisteten Symptome eines Traumas im ICD-10, dem Manual für psychische Krankheiten, durch und ich fand mich in der Beschreibung wieder. Endlich fand ich mich! Das war nicht ich, die da so selbstquälerisch mit sich umging, das war das traumatisierte Abbild von dem Menschen, der ich einmal war! Es war in meinem Heilungsverlauf eine zentrale Erkenntnis, die Licht in mein Inneres brachte und mir endlich den Kopf für Wesentliches freimachte. Mein Zustand hatte einen Namen, und, wie ich meinen Klienten früher immer eindrücklich vermitteln konnte, „alles, was einen Namen hat, kann auch geheilt werden!" Nun galt dieser wahre Satz auch für mich und ein bisschen Zuversicht stellte sich in mein bis dato negatives und voller Angst besetztes Denken ein.

Neumarkt i.d.O., Frühsommer 2008

Ich zeigte also Symptome einer Traumatisierung, die sich auf die Zeit der Diagnose, der Operation und der anschließenden von mir abgelehnten Behandlungsvorschläge der behandelnden Ärzte bezog. Mein späterer Ausbilder in der Traumatherapie berichtete davon, dass allein 25 % aller Patienten, die eine Krebsdiagnose erhalten, eine spätere traumatische Belastungsstörung entwickeln. Krebs, das ist noch die gängige Meinung vieler Menschen, Krebs bedeutet Siechtum und Tod. Wir werden urplötzlich mit einer Endlichkeit unseres Lebens konfrontiert. Wo vorher, manchmal Minuten vorher, ein Leben noch geplant wurde, zerlegt wurde in zeitliche Etappen wie *„Morgen. Bald. Später"*, gab es spontan im Denken plötzlich kein „Später" mehr, selbst das „Bald" hatte einen eher surrealistischen Beigeschmack und roch nach Selbstbetrug. Ich vertraute meinen psychotherapeutischen Fähigkeiten auch in diesem Fall, in dem ich – also der bedürftige Teil in mir – meine eigene Klientin wurde. Ich machte mir deutlich, dass Zeit ein heilsamer Faktor war, dass die Verarbeitung des Erlebten Muße und langsames Vorgehen brauchte, und ich bat in mir ein wenig um Geduld. Ich begann mir eigene Grenzen zu setzen, um aus der Hast, dem inneren Getrieben-Sein herauszukommen, und ich setzte mir kleine Ziele, die ich erreichbar fand. So päppelte ich mich langsam auf, belohnte mich manchmal sogar gedanklich mit Lob, selbst wenn nur das morgendliche und/oder das abendliche Zähneputzen gelungen war.

Im Weiteren ging ich davon aus, dass es für mich zur Heilung dieser psychischen Schocksituation hilfreich sein würde, nach der Phase der Informationssammlung über meine Krankheit nun endlich „in Handlung" zu gehen und mir entsprechende Therapieansätze und einen glaubwürdigen, professionell arbeitenden Arzt zu suchen. Angst überflutet auf der Couch zu liegen, konnte nicht die Rettung und vor allem nicht die Lösung meiner Probleme sein. Ich erarbeitete in den nächsten Tagen ein Konzept für die Möglichkeiten einer alternativen Behandlung gegen die eventuell verbliebenen oder sich gar noch entwickelnden Resttumorherde in meinem Körper. Ich fand eine wirklich großartige Sammlung von unterschiedlichen therapeutischen Methoden, die gegen Krebs eingesetzt wurden, in dem Standardwerk über Krebs von Lothar Hirneise. Bei den meisten hatte schon der Autor selbst Tauglichkeit und Effektivität beurteilt. Er war Nicht-Mediziner und hatte eben deshalb eine Ausdrucksweise, die ich verstand. Mich sprachen von allen genannten Verfahren besonders die PapImi-Therapie, die Fiebertherapie sowie die Infusionstherapie mit hochdosiertem Vitamin C zur Steigerung der körpereigenen Immunabwehr an. Ich machte mich auf die Suche nach einem

Ort in Deutschland, wo ich diese doch eher ganzheitlich zu nennende medizinische Sichtweise finden und damit behandelt werden konnte. Ein zweites Kriterium für meine Wahl der alternativen Methoden war die Bezahlbarkeit der Anwendungen. Was nützte mir die wohl erfolgreichste Methode der Krebsbekämpfung, wenn sie in einem der Reichen-Viertel von San Francisco durchgeführt wurde und schon allein die Flug- und Unterbringungskosten meinen Finanzetat völlig sprengten. Einen Tag später fand ich einen ganzheitlich arbeitenden Mediziner im Süden Deutschlands, nur knappe zwei Stunden Fahrzeit von mir entfernt. Schon das Telefonat mit der Sprechstundenhelferin hatte etwas Tröstliches, Beruhigendes, ich vereinbarte einen Termin zu einem Erstgespräch. Aber die anschließenden Telefonate mit meiner Krankenkasse gaben mir zu denken. Erstgespräch, Erstuntersuchung, Behandlung – nichts davon wollte meine Kasse übernehmen. Selbst mein Hinweis, dies sei ein „ganz normaler Arzt", bei dem ich vorstellig werden würde, ließ die Sachbearbeiterin nicht gelten. Wir argumentierten hin und her, ich ließ nicht locker. Bevor es zu einem handfesten verbalen Konflikt kam, lenkte sie auf der anderen Seite plötzlich ein. Ich könne ja die Rechnungen zur Kostenerstattung einreichen, dann würde sie sich bei ihrem Vorgesetzten für eine Kostenübernahme einsetzen, dann seien ja auch die zu zahlenden Beträge klar. Ich sollte also nach Meinung meiner der Krankenkassen-Dame zunächst in Vorleistungen gehen, alle Kosten selbst übernehmen und am Ende der Behandlungen alle Rechnungen zur Kostenerstattung bei der Krankenkasse einreichen. Dies schien mir plausibel und ich willigte ein.

Ich bin heute tatsächlich froh, dass ich mich damals durch diese Aussagen in Sicherheit wiegen ließ, diese Therapien anzugehen, auch wenn ich später nichts, keinen Cent von dieser Krankenkasse erstattet bekommen habe. Was aber in mir hochstieg, war erstmals eine Einsicht in ein perfides System, das sich mit dem Begriff Gesundheit schmückt. Die adjuvante Chemotherapie und alle weiteren höchst befremdlichen und vor allem meiner Gesundheit gar nicht zuträglichen weiteren Behandlungen wie die Gabe von Morphium zwecks langfristiger Einschläferung meiner Person, diese Zehn-, Fünfzig - bis Hunderttausende von Euro, die hätten sie anstandslos gezahlt bzw. von vornherein abgesegnet. Ich ärgere mich noch heute über diese dreiste Ablehnung. Da spart jemand wie ich als Versicherte dieser Krankenkasse ganz viel Geld, weil sie andere Wege der Gesundung beschreitet und – was soll ich sagen – definitiv gesund wird! Alles andere, weil medizinisch angeblich „gesichert", hätten sie bezahlt, auch wenn es letztendlich zu meinem Tod geführt hätte. Wir leben in einem juristisch rechtsfreien Raum, wenn wir an Krebs erkranken. Da gibt es offenbar keinen staatlichen Schutz gegen Folter, versuchten Totschlag oder gar Mord. Irrsinniger-weise wird es deklariert als Hilfeleistung, als medizinisch sinnvolle Maßnahme, wenn wir verstrahlt und/oder vergiftet werden. Auf den Totenscheinen wird doch im seltensten Falle notiert sein: Sie starb an den Folgen einer fahrlässigen und grausamen Krebs-„Therapie". Nein, da steht Herzversagen oder Rezidiv eines Darmkarzinoms. Und bitte, was ist denn das für ein medizinisches System, das auf Hypothesen aufgebaut ist, von denen man aber glaubt, das sie wahr seien? Hat irgendjemand jemals eine Tumorzelle im arteriellen Blutkreislauf gefunden? Wie viele Glaubensbekundungen braucht eine Gesellschaft, um eine Vermutung als Wahrheit anzunehmen? Wie viel Geld muss fließen, damit intelligente Menschen die Lüge als richtig akzeptieren? Wie viele Statistiken müssen „geschönt" werden, damit die Täuschung gewinnt?

Ich dachte an Galileo Galilei, der die jahrhundertelange Vermutung, die Erde sei eine Scheibe, ad absurdum führte und trotzdem diese Wahrheit um seiner eigenen Sicherheit willen vor Gericht zurücknehmen musste, weil „nicht sein konnte, was nicht sein durfte". Die Annahme von quer durch alle Körperflüssigkeiten sich konspirativ durch-wuselnden

Tumorzellen, die sich aggressiv auf Organe und die unterschiedlichsten Gewebearten werfen, sich dieser bemächtigen und erst zufrieden sind, wenn der herbeigeholte Arzt den Tod des Menschen attestiert, konnte die richtig sein, nur weil viele sie glaubten? Wem nutzt dieses Tun, wem schadet es? Ich hatte so viele Fragen und so viele Gefühle, die kaum einzusortieren waren. Immer mehr fügten sich jedoch einzelne Puzzle-Teile zu einem Ganzen zusammen. Ich hielt inne, bremste meine Gedanken, zwang mich zu einem Stopp meiner Gedanken. Nein, ich hatte mich nicht für eine Weltverbesserung entschieden: Jeanne d'Arc gegen herrschende Pharmakonzerne, psychisch angeschlagene Schulmediziner und den Rest dieser Welt? Nein, beschwichtigte ich mich, hier geht es um mich, um meine Gesundheit, um mein Leben und darüber hinaus geht es um meine Lebensqualität.

Also fuhr ich zum Ersttermin und traf einen Arzt, von dem ich mich ernst genommen fühlte und der mir aus seiner ganzheitlichen Sicht erklärte, was Krebs im eigentlichen Sinne für ihn bedeutete. Er erklärte mir leicht verständlich, dass im Falle einer Tumorbildung, wie in meinem Falle, meist eine mangelhafte Immunabwehr des Körpers vorläge, und belegte dies eindrucksvoll durch ein umfassendes Blutbild von mir, wo ich erstmals etwas von T-Zellen vermittelt bekam. Diese sogenannten T-Lymphozyten sollten einen immensen Einfluss auf die Arbeit unseres Immunsystems haben, sowohl zur Regulierung wie auch zur Unterdrückung von Immunantworten.

Ich nahm dies zunächst einmal zur Kenntnis, es klang für mich logisch, meine Abwehr deutlich zu stärken, und wir vereinbarten mindestens drei Tage pro Woche den Beginn einer Infusionstherapie, in der ich über Stunden liegend hochdosiertes Vitamin C in meine Vene bekam. Parallel verabredeten wir einige Sitzungen Fiebertherapie, hier sollte künstlich über die Erwärmung meines Körpers auf mehr als 39 Grad Fieber erzeugt werden, um darüber eine verbesserte Immunabwehr zu bekommen. Wie erfreut war ich zu hören, dass der ganzheitlich arbeitende Arzt tatsächlich über ein so genanntes PapImi- Gerät verfügte, eine Behandlung, die ich im Hirneise-Buch als erstes Verfahren für meine körperliche Genesung auserkoren hatte. Die Geschichte zur Entwicklung dieses Gerätes ist schnell erzählt und nach wie vor sehr eindrucksvoll, wie ich finde.

Zwei Forscher und Wissenschaftler arbeiten als Studenten an dem Bau von Blitzableitern bei militärischen Anlagen in den

USA. Der eine ist Grieche, der andere Engländer. Sie sind Kollegen und werden im Verlauf ihrer Arbeit gute Freunde. Der Engländer, ein Herr Professor Graneau, ist schwer an Krebs erkrankt, die Metastasen haben im gesamten Körper gestreut, die behandelnden Ärzte geben ihm eine Lebensdauer von nur noch zwei Monaten. Dieser Mann ist mit den Schweißvorgängen von Unterwasserkabeln betraut. Infolge dieser hochenergetischen Arbeit mit Blitzen und hohen Stromstärken reparieren sich die vom Krebs befallenen Organe und Gewebeteile und der Engländer wird zum Erstaunen aller wieder ganz gesund. Sein Freund, der spätere Professor für Mathematik und Physik an der Technischen Universität Piräus, Herr P. Pappas (Jahrgang 1947), beginnt diesen Zusammenhang zwischen Blitzen und körperlicher Revitalisierung zu erforschen und entwickelt ein „Ionen-Induktionsgerät", was Anfang der 90er Jahre in den Handel kommt. Mir gefiel in der historischen Darstellung dieser innovativen Entwicklung natürlich die Anmerkung besonders, dass Herr Graneau immer noch in England lebe und sich bester Gesundheit erfreue. (Wer weiß, wie lange diese Seiten im Internet schon existieren?)

Ich begann also meine ambulante alternative Krebstherapie. Morgens früh verließ ich meine Wohnung, fuhr die Strecke zur

„kleinen Klinik", wie ich sie nannte. Ich wurde begrüßt, alles für den Tag war schon von den wirklich freundlichen Helferinnen vorbereitet. Ich begann mit dem Blitz-Gerät, führte den Kopf des Kabels um meinen Ober- und Unterbauch, konzentrierte mich besonders auf Darm, Galle, Pankreas und Leber, dann stand ich auf und vollzog die Bewegungen mit dem Kabelende in der Hand im Stehen von den Schultern zu den Füßen. Zuerst fand ich die klickenden, nach winzigen Blitzen sich anhörenden Geräusche befremdlich, dann stellte ich mir vor, die Stromimpulse würden meine Aura und meine Organe, Muskeln, Sehnen und Gelenke stärken. Diese unterstützende Vorstellung half mir. Danach kam nach mehreren PapImi - Durchgängen die Infusionstherapie. Hierfür war ein ansprechender Raum mit mehreren Betten vorbereitet, oftmals lagen wir zu dritt, während eine weitere Krebspatientin mit einem Infusionsständer an der Seite im Sitzen strickte oder las. Das wirklich Gute an diesem Raum war der Bücherreichtum in den Regalen. Sie ist und bleibt für mich die bestausgerüstete Bibliothek zum Thema Krebs, die ich jemals gesehen habe. Angefangen von Romanen von betroffenen Krebskranken über Fachbücher zur Krebsforschung der letzten 30 Jahre bis hin zu Berichten von Spontanheilungen nach schweren Krebsleiden, spirituellen Ratgebern zu Gesundheitsfragen, Lebensgestaltung und vielem mehr. Für mich als Leseratte war das eine Enzyklopädie des Wissens und es gibt wenig Bücher, die ich nicht wenigstens einmal zum Durchblättern und „Beschnuppern" in der Hand gehalten habe.

Weniger erfreulich und schon nach einigen Tagen sehr angstbesetzt war der Beginn dieser Infusionen. So liebenswert alle in dieser Praxis waren, so wenig fähig waren sie, die Venen für die Infusionen zu finden. Nun waren die Adern der meisten Patientinnen dort in der Praxis durch den permanenten und oft unsinnigen Gebrauch des Spitzenbesteckes in den Kliniken schon vorher verhärtet und wie bei mir zu undurchdringbaren kleinen harten Knötchen in den Armbeugen geworden. Gaben die Schwestern bei dem Legen der Infusionen nach mehreren Einstech-Versuchen auf, wurde der Arzt und Chef gerufen. Doch dies erwies sich des Öfteren als die größere Tortur, seine Versuche, noch irgendwo im Arm- oder Handbereich die Nadel für den Tropf zu legen, waren so unendlich schmerzhaft und wurden oftmals von Tränen und stillem Weinen begleitet. Dieses Verhalten beobachtete ich nicht nur bei mir, die sich sicherlich bei Schmerzen jedweder Art sofort aufregte und litt, sondern ich sah es auch bei fast jeder anderen Patientin, die ich dort in den drei Wochen meiner Behandlungszeit traf.

Überhaupt war es ein Phänomen, dass dort ausschließlich

Frauen behandelt wurden. Wir kamen sehr schnell ins Gespräch miteinander, unsere Krankheiten und unsere Sehnsucht, gesund zu werden, ließen uns persönliche menschliche Unterschiede schnell überbrücken. Da gab es die fast 80-jährige Bauersfrau mit einem als unheilbar diagnostizierten Lungenkarzinom, die Lehrerin mit zwei kleinen Kindern, die zum zweiten Mal innerhalb von einem Jahr einen erneuten Brustkrebstumor hatte. Die nächste Patientin war Hausfrau und an Lymphdrüsenkrebs erkrankt, die andere war Bankkauffrau gewesen und nun mit fast 45 Jahren schon in Frührente. Sie hatte Metastasen in Hüfte, Rückgrat und Weichteilen, den Ausgangsort der angenommenen „Metastasen-Streuung" hatte bislang noch niemand gefunden. Sie hatte Angst vor jedem neuen Tag, vor jeder neuen Untersuchung und sie war so müde, zu müde, um dieses Leben weiter zu führen. Wir hatten ein paar Stunden, in denen wir beide alleine waren, dort auf dem Balkon in der Frühlingssonne sitzend. Wir sprachen über den Tod, über die Möglichkeit der Reinkarnation, den Übertritt in eine buddhistische Glaubensgemeinschaft. Ich hoffe, sie hat es noch geschafft und etwas gefunden, was ihr in dieser für sie so schweren Zeit eine spirituelle Stütze sein konnte.

Randvoll mit Informationen jedweder Art kam ich dann am

Abend nach Hause, fiel ins Bett, um am nächsten Morgen früh aufzustehen und wieder in die „kleine Klinik" zu fahren. Für die Tage, an denen die Hyperthermie, die Fiebertherapie, anstand, musste ich von dort abgeholt und nach Hause gefahren werden. Als zu gefährlich wurde die abendliche Fahrt mit dem eigenen Fahrzeug vom behandelnden Arzt eingeschätzt. Nach den ersten Behandlungen wusste ich, wovon er sprach, war doch mein Körper so sehr geschwächt, dass sich Kreislaufbeschwerden einstellten. Ansonsten gefiel mir diese besondere Art der ganzheitlichen Krebstherapie sehr gut. Ich wurde auf eine Matte gelegt und in ein Laken gehüllt. Dann wurde auf etwas mehr als 39 Grad erwärmt, eine Meditationskassette zur Stärkung der inneren Heilungskräfte eingeschaltet und da lag ich nun, klitschnass und wohlig warm. Eine Methode, die mir persönlich am besten gefiel, weil ich mich in einem Klima aufhalten konnte, in dem ich mich am wohlsten fühlte. An diesen Tagen wurden die anderen Behandlungen verschoben, vielleicht gab es einige kurze Sequenzen von PapImi zuvor, aber hinterher waren Abholen und Zuhause angesagt. Ich las über diese angenehme Art der ganzheitlichen Krebstherapie nach. Hintergrund für die Entwicklung einer Fiebertherapie war die Aussage eines antiken Arztes namens Galen von Pergamon. Er soll gesagt haben: „Gebt mir die Macht, Fieber zu erzeugen, und ich heile euch jede Krankheit."

So bekam ich doch noch auf eine recht angenehme Weise Recht, wenn ich an meinen Disput mit dem Operateur und behandelnden Arzt in dem großstädtischen Krankenhaus meiner Heimatstadt dachte. Hätte er eben besser die alten hippokratischen Texte der besten Mediziner der Antike lesen sollen, dann wäre ihm der Fehler nicht passiert, bei schon mittlerem Fieber noch zusätzlich eine Operation und damit einen extremen Eingriff in den Heilungsvorgang vorzuschlagen. Er hätte ob der Weisheit meines Körpers applaudiert und mir von der besonderen Kraft der Immunstärkung bei Fieber berichtet.

In dieser großartigen Bibliothek fand ich auch einen Hinweis auf eine großangelegte Studie der Heidelberger Kliniken von 1973 und 1974, in denen 3410 Krebspatienten über einen langen Zeitraum von über 20 Jahren befragt und erfasst wurden. Für mich besonders interessant war folgendes Ergebnis: Die höchste Überlebensrate, hatten die Menschen mit Krebs in dieser Untersuchung, die **nur** die Operation zum Entfernen des Tumors erhalten hatten. Die niedrigste Überlebenszeit hatten Patienten, die sowohl Bestrahlung als auch Chemobehandlung nach der Operation bekamen. Und dies galt unabhängig von der Art der jeweiligen Krebserkrankung! Ich empfand tiefe Dankbarkeit für die Wissenschaftler von damals, denn sie hatten meiner intuitiven und auch vom Überlebensinstinkt geprägten Entscheidung nach der Operation in der Klinik noch nachträglich eine plausible wissenschaftliche Grundlage gegeben. Ein leichtes Gefühl von Stolz auf meine innere Fürsorge stellte sich ein und auch die Sicherheit, mir und meinen Impulsen trauen zu können. Wie viel Druck hatte ich von Seiten der Ärzteschaft erlebt, hatte mich nicht gebeugt, war mir und meinem Gefühlen treu geblieben.

Nach mehr als drei Wochen beschloss ich, mein Abschlussgespräch zu führen, bedankte mich bei allen Mitarbeitern der Praxis, bezahlte die letzte Rechnung mit Hilfe der Unterstützung meines Lebensgefährten und ging in eine für mich ungewisse Zukunft. Ich dachte an die Weggefährtinnen dieser Zeit, dort in dem Infusions- und Leseraum. Was ist aus ihnen geworden?

Neumarkt i.d.O., Sommer 2008

An einem der folgenden Tage, nachdem ich wieder zuhause war, passierte etwas Neues, ganz und gar Wundervolles. Ich erhielt den ersten Heiratsantrag meines Lebens. Es war ein schöner, noch etwas kalter Vormittag, mein Liebster war zum Einkaufen gefahren. Ich las einen neuen Schmöker von Donna Leon, endlich mal keine Fachliteratur zum ewigen Thema Krebs, sondern einfach nur entspannendes Lesen. Das hatte ich mir verordnet. Es klappte die Haustür und plötzlich stand mein Lebensgefährte mit Blumen vor mir. Er setzte sich zu mir und bat mich mit liebevollen Worten, seine Frau zu werden. Ich hatte schon einmal JA zu ihm gesagt, dass war allerdings am fünften Tag unseres Kennenlernens und zu diesem Zeitpunkt war er noch gar nicht geschieden, sondern lebte getrennt von seiner damaligen Frau. Nun fragte er noch mal an, und dieses Mal hatte er sich das gut und wohl ausreichend durchdacht. Ich war im ersten Moment irritiert. Mich jetzt zu nehmen, zu ehelichen? Mich – mit dieser Krankheit? Wusste er, worauf er sich einließ? Ich konnte es kaum glauben. Für mich war und ist es bis heute der größte Liebesbeweis, den er mir geben konnte. Die Tränen liefen, diesmal vor Rührung und Glück. Ich sagte „Ja" und ich konnte ein wenig besser in eine freundlichere und hellere Zukunft sehen.

Egal, ob nur Wochen, Monate oder gar Jahre, die mir

angesichts meiner Erkrankung verblieben, ich wollte die Frau an seiner Seite sein.

Wir planten unsere Trauung,, wir planten unsere Hochzeitsfeier und ich hatte zuvor noch eine wichtige Erledigung, bevor ich zu allem wirklich offiziell „Ja" sagen wollte. Es stand noch das MRT an, welches mir die Ärzte Monate vorher aufgetragen hatten. Ich hatte den Termin zig Mal verschieben lassen, nun wollte ich diesen unbedingt, und zwar so schnell wie möglich. Ich wollte Klarheit über meinen körperlichen Zustand und ließ mich zu diesem Zweck „in die Röhre schieben". Das so genannte Kernspin ist ein seit Anfang der 70er Jahre praktiziertes „bildgebendes Verfahren, das vor allem in der medizinischen Diagnostik zur Darstellung von Struktur und Funktion der Gewebe und Organe im Körper eingesetzt wird", so WIKIPEDIA.

Ich erhielt einen Termin eine gute Woche später und legte auch in meiner genauen Zeitplanung Wert darauf, dass mein Liebster an diesem Tag nicht zuhause weilte, sondern in seinem Außendienstgebiet irgendwo im Norden oder Osten der Republik. Mir war es wichtig, diesen Gang allein zu machen, gerade weil ich eben nicht wusste, was sich dort in meinem Körper fand. Ich wollte sicher sein, dass ich „gesund" im weitesten Sinne war, dass die befürchteten neuen Metastasen ausgeblieben waren und sich die Tumorzellen im Lymphdrüsenbereich beruhigt hatten. Die innere Unruhe nahm jedoch tagtäglich zu, „Was wäre, wenn...?", war die Frage, die mich rund um die Uhr begleitete. Um mich sicherer zu fühlen, bat ich meinen besten Freund um Begleitung, der sofort zusagte. Auch er fühle sich sicherer, wenn er dabei sei, als wenn er zuhause auf eine Nachricht von mir warte. Na, da waren wir dann schon zwei, die sich sorgten.

Zur Vorbereitung auf das MRT vertiefte ich mich in Literatur und Patienteninformationen im Internet, wollte wissen, was denn nach einem Darmkarzinom an Sekundärerkrankungen möglich sei. Ich wollte vorbereitet sein, was im Extremfall auf mich an Diagnosen zukommen könnte. Dieses eine Mal wollte ich nicht wieder so überrascht werden, bereitete mich gut auf Eventualitäten vor. Die Gespenster der Vergangenheit fühlten sich auch wieder eingeladen und so kamen weder sie noch ich richtig zu einem entspannenden erholsamen Schlaf. Es war nach einer dieser unausgeschlafenen Nächte, circa zwei Tage vor dem MRT-Termin, da fand ich die Hamer'schen Seiten im Netz, fand einige für mich völlig fremde Begriffe, wie Sonderprogramme, wie Dirk-Hamer-Syndrom, wie Neue Germanische Medizin. Ich war verunsichert, reagierte mit

Zweifel auf die doch eher dogmatische und für mich ideologisch scheinende Ausrichtung der Texte. Mein Glück – wenn man es so nennen will – war jedoch, dass ich als Erstes auf die Seite „Darmkrebs" gebracht worden war. Damit fehlte mir der gesamte Vorlauf der Theorievermittlung und auch der persönliche Hintergrund des Herrn Dr. Hamer. Ich loggte mich genau an der für mich wichtigsten Stelle ein: dem Darmkrebs und seinem zugrundeliegenden Konflikt! Welch eine Fügung?! Nun las ich - mehr oder weniger erstaunt – von einem Beispiel, das im übertragenen Sinne auf mich, die Auslösesituation und meine Tumorerkrankung passte. Die Geschichte, die ich fand, war folgendermaßen: Ein Mann hatte sein Leben lang Lotto gespielt, immer mit „seinen" Zahlen, das heißt, immer mit der gleichen Zahlenkombination. Eines Samstagabends war es nun so weit: „Seine" Zahlen wurden gezogen, er jubelte und freute sich auf diesen riesigen Lottogewinn, auf den er so viele Jahre und Jahrzehnte gewartet hatte. Doch seine Freude hatte nicht lange Bestand. Kleinlaut musste ihm seine Ehefrau gestehen, dass sie genau an diesem Tag vergessen hatte, den ausgefüllten Lottoschein in der Annahmestelle abzugeben. So löste sich dieser schon als sicher eingeplante große materielle Gewinn des Mannes in Luft auf. Nach dem großen Glück kam der Schreck, dann die Enttäuschung und dann der tiefe Gram. Eben dieser Betroffene entwickelte im Anschluss an diese für ihn doch sehr deprimierende Situation ein Darmkarzinom. Ich las und las und las. Es war wie ein kleines Wunder, was sich dort vor meinen Augen an Texten zeigte. Ein in sich geordnetes System von stimmigen Ableitungen und von mir schnell zu überprüfenden Symptomen und Verläufen kam zum Vorschein und ich wusste trotz meiner mangelhaften medizinischen Kenntnisse nur eines: Dieser Mann hatte Recht! Meine Erbschaft war aus biologischer Sicht ein so genannter „Brocken"-Konflikt gewesen. Ich hatte schon mit dem Geld aus der Erbschaft meines Vaters geplant und es innerlich zur Deckung meiner Mietzahlungen und des Lebensunterhaltes genutzt. Der Brocken war also geschluckt. Dann kam die Mitteilung der Anwältin, dass ich nichts erhalten würde, dass kein Geld da sei. In dieser langen Zeit der Unsicherheit, vom Telefonat mit der Witwe angefangen über das Wandern von Anwalt zu Anwalt, musste sich der Tumor aufgebaut haben. In die so genannte Reparaturphase, d.h. in die Lösung des Konfliktes ging ich erst nach der offenen und ehrlichen Aussage der freundlichen Anwältin, die mir sagte, es gäbe für mich rein gar nichts zu erben. Nur wenige Tage später kamen die Darmblutungen. Dies war der Versuch des körpereigenen Abbaus des Tumors. Hier in diesen Texten dieses profunden, erfahrenen Arztes fand ich auch erstmals bestätigt, dass im Falle eines Darmverschlusses eine Operation unumgänglich sei. Zusätzlich fand ich auch dort den Hinweis, dass sich aus einem möglichen Darmverschluss ein zweiter großer Konflikt für den Menschen anschließen könnte. Wenn eine sehr große existentielle Angst bestünde, keine Nahrung mehr aufnehmen zu können, dann könnten sich die Folgen eines sich anschließenden „Verhungerungskonfliktes" in Zweittumoren an der Leber zeigen. Bestenfalls gäbe es eine Leberzyste, die zu den gutartigen Tumoren gehöre. Ich hielt inne. Der folgende kurze Check von mir über meine damaligen Ängste, als ich vor der Operation nichts mehr essen durfte, ergab eine Wahrscheinlichkeit von 75% für Zyste und 25% für Tumor. Ich ging davon aus, dass meine Angst vor Verhungern nicht wirklich stark gewesen war. Vor allem aber auch deswegen, weil ich Möglichkeiten genug gefunden hatte, mir im Krankenhaus Essen mitbringen zu lassen und damit die Gier nach etwas Essbarem zu verringern.

Endlich las ich etwas Schwarz auf Weiß, was meine Angst reduzieren half, was mir ganz schnell das Vertrauen in meinen Körper zurückgab. Mir wurde schlagartig klar: Ja, es hatte alles einen Sinn, kein Körper der Welt reagiert mit lebensbedrohlichen Maßnahmen aus sich heraus. So lange hatte ich nach einem Sinn gesucht, versucht, die Ursache für den Tumor zu finden, meinen Körper in irgendeiner Form zu verstehen. Hier wurde ich endlich fündig.Es ging nicht um Immunschwäche, um zu niedrige elektronische Ladung meiner Zellen. Ich hatte einen schweren existentiellen Konflikt erlitten, der sich zeitgleich in der Psyche, im Nervensystem und meinem Körper widergespiegelt hatte. In der Stressphase baute sich der Tumor im Darm auf, nachdem ich mich aber gedanklich und vor allem emotional von der Erbschaft verabschiedete, versuchte der Körper selbst die Gewebemasse wieder durch Blutungen abzubauen. Ich verstand, dass mir die Operation geholfen hatte, das gesamte Tumorgewebe aus dem Darmbereich herauszunehmen, alleine hätte ich es allein körperlich wohl nicht geschafft. Die Reaktion meines Körpers war allerdings nicht, wie vorher von mir vermutet, rein psychologisch zu verstehen. Nein, nach der Neuen Medizin ging um biologische Programme, die sowohl bei Einzellern, bei Säugetieren wie auch bei Menschen Einfluss nehmen. Sie wirkten dabei auf unterschiedlichen Ebenen wie dem Nervensystem, den Organen, der Psyche und dem Gehirn, und dies zeitlich parallel. Noch hatte ich nicht alle Details verstanden, aber es bestand Hoffnung auf Leben, das war mir sofort klar.

Ja! Ja! Ja! Tschaka! Ich tanzte mit meinem Hund im Arm um den Tisch! Wie wundervoll war das denn?

Es kam der Tag der Kernspin-Aufnahme. Ich war doch etwas nervös, als ich in diese Röhre geschoben wurde. Von Anfang an beherzigte ich den Tipp der Sprechstundenhelferin, die mir empfahl, um keinen Preis der Welt die Augen zu öffnen. Sonst würde ich die Enge um mich herum viel deutlicher wahrnehmen und darauf gegebenenfalls mit Angst oder Panik reagieren. Also blieben meine Augen geschlossen und ich konzentrierte mich auf mein Atmen und die Anweisungen, die mir per Kopfhörer gegeben wurden. Leichte Bewegungen zeigten mir, dass es wirklich unglaublich eng um mich war, hatte da gerade eine meiner Schultern die Röhre berührt? Ich versuchte die aufkommende Panik in mir ruhig zu halten, nur wenige Minuten später wurde es wieder hell um mich herum, ich durfte aufstehen und mich anziehen. Die Auswertung durch den Radiologen dauerte etwas, ich versuchte vor der Tür meinen Freund zu erreichen. Ich hatte riesigen Hunger und italienische Küche konnte mich jetzt am meisten innerlich aufbauen und stärken. Wir vereinbarten eine Zeit und als Treffpunkt den Italiener an der Ecke, den ich beim Besuch dieser Praxis gesehen hatte. Eine knappe Viertelstunde später kam ein sehr junger, etwas blässlich wirkender Mittdreißiger auf mich zu. Er überflog die Ergebnisse, die das MRT ergeben hatte. „Ja, also…, da sind also keine auffallenden… so, also… keine… direkt beunruhigenden Dinge bei Ihnen zu sehen."

Mein Gott, dachte ich, der konnte doch nur mit Röntgen oder Magnetresonanz zu tun haben, der war verbal ein echter Autist. Wie gut, dass jeder Sterbliche eine Aufgabe im Leben findet, die zu ihm und seinen persönlichen Möglichkeiten passt. Er fuhr fort: „Allerdings, also… ähhm… ich will Sie ja nicht aufregen oder so… also, da gibt es doch etwas, hmmh… ja… also, da haben wir doch eine kleine Zyste an der Leber, also 2,5 Zentimeter. Ich sag mal so… nicht störend, aber man sollte sie beobachten. Sie liegt auf der Leber, also ich sag mal zur Lage… hmmh…?" „Rechts dorsal, ich weiß", unterbrach ich ihn. Er nickte eher verblüfft. „Ach so, dann wissen Sie es schon, okay?" Wir verabschiedeten uns und ich juchzte erst laut draußen auf der Straße. „Jippie!" Klasse, toll, prima, der „worst case" war abgewendet, meine Prognose nach den Ausführungen des Doktor Hamer stimmte exakt. „Weißt du, wie der geguckt hatte, als ich schon vorher wusste, wo dieses blöde Zysten-Ding lag?" Ich plapperte und erzählte und mein bester Freund hörte zu und schien sich ebenfalls ganz doll zu freuen.

Nun stand einer wundervollen Trauung nichts mehr im Wege. Die Tage und Wochen vergingen wie im Fluge und ich hatte mächtig viel zu tun, um ein passendes Brautkleid zu finden und eine Location, die geeignet dafür war, dass ich „schreiten" konnte. Zwar wollte ich nicht kirchlich getraut werden, weil sowohl ich wie mein Partner schon seit langer Zeit aus unserer evangelischen Kirche ausgetreten waren. Nun wieder einzutreten, nur wegen des „Schreitens" der Braut zum Altar, nein, das erschien mir unpassend. Nach meiner ersten, doch ziemlich ohne Freude, Liebe und Glücksgefühle ablaufenden Heirat mit meinem ersten Mann wünschte ich mir, „Prinzessin" zu sein, Prinzessin in meinem eigenen Hollywood-Film. Ich wollte in Weiß heiraten, in einem schönen und vor allem langen weißen Kleid mit riesiger Schleppe. Ich wollte hochhackige Schuhe tragen und ich wollte schön sein. Für mich, für die Welt, für diesen Mann, für meinen Mann! Wir schauten uns viele Alternativen an. Ein echtes Schloss, einen Gutshof, eine moderne stillgelegte Fabrik, ein altes Landhaus mit Bewirtung. Letztendlich entschieden wir uns für das, was unsere Liebe am besten ausdrückte: Wir wollten auf einem kleinen Schiff heiraten! Auch mein Liebster war begeistert, war doch einer seiner Lebensträume von Kindheit an der Beruf des Binnenschiffers gewesen. Wir hatten Glück. Ein Standesamt in der Nähe des Starnberger Sees war schnell gefunden. Nur wenige Autominuten vom Standesamt entfernt stiegen wir als frisch getrautes Paar aus dem Auto. Mein fescher Bräutigam bestieg mit unseren Hochzeitsgästen einen eigens für unsere Hochzeit gemieteten kleinen Dampfer. Einige Minuten später

folgte ich schreitend, wie in meinen kühnsten Träumen nicht
geträumt, die lange schmale Brücke zum Dampfer hinunter.
Schritt für Schritt ging ich zu den Klängen von John Denvers
„Anni's Song", was eines unserer gemeinsamen
Lieblingsstücke der Zeit unseres Kennenlernens war. Mein
fescher Bräutigam holte mich an Bord, die Tränen flossen vor
Rührung und vor Glück bei ihm, bei mir, bei unseren lieben
Hochzeitsgästen. Es war romantisch, kitschig und so
schööööön!

Es gab keine Gedanken an Krankheit, es gab keine Angst, das
Leben hatte mich, hatte uns zurück.

In der Oberpfalz, Ende 2008

Es war Ende des Jahres 2008 und wir waren noch einmal umgezogen, weiter aufs Land, da erreichte uns die Nachricht, die Mutter meines Mannes sei an Darmkrebs erkrankt. Auch an Darmkrebs? war meine erste ungläubige Reaktion. Es war ein Grund für mich, wieder einmal die Hamer-Literatur zu studieren. Bis heute, so finde ich, haftet der Suche nach Ursachen und Konfliktverläufen der Neuen Medizin etwas Kriminalistisches an. Alles ist höchst individuell zu beurteilen und kann meist nur durch ein Gespräch mit dem betroffenen Menschen selbst oder durch jemanden, der ihn sehr gut kennt, analysiert werden. Ich hatte lange Zeit nur wenig Kontakt zu ihr gehabt, einerseits aufgrund der räumlichen Entfernung, aber auch wegen des als schwierig und autoritär gefürchteten Vater meines Liebsten. Die Mutter hatte sich mittlerweile aus allen familiären Zusammenhängen herausgezogen, lebte mehr oder weniger für und mit ihrem schwerkranken Mann. Trotzdem erlaubte ich mir keine Vermutungen oder gar Rückschlüsse auf die möglichen Gründe oder Ursachen für ihren entstandenen Darmtumor. Ungesicherte Hypothesen zur allgemeingültigen Wahrheit zu erklären, das war nach meiner Überzeugung Sache der Schulmedizin. Ich selbst hatte zu wenige Informationen, um mich da als Detektivin und kriminalistische Spürnase zu betätigen.

Auch bei meiner Schwiegermutter hatte sich der Zustand der Erkrankung über die Zeit verschlechtert, ohne dass sie sich jemals einer Untersuchung unterzogen hatte. Dabei war sie, eine ehemals sehr korpulente, starke Frau, stark abgemagert und von den Blutungen des Darms extrem geschwächt. Es kam, wie es kommen musste. Erst der Darmverschluss, dann die Diagnose des Darmtumors, dann die dringliche Operation, die sie tatsächlich überlebte.

Mein Mann war in der Klinik anwesend, als die diensthabende junge Ärztin ihm unter Tränen und völlig erschüttert mitteilte, es sei leider nicht möglich gewesen, alles Tumorgewebe im und um den Darm herum zu entfernen. Ebenfalls sei sie untröstlich, ihm mitteilen zu müssen, dass es auch im weiteren Behandlungsverlauf überhaupt nicht möglich sei, dieser schwachen alten Frau im Alter von damals fast 82 Jahren eine unbedingt erforderliche Chemotherapie zu geben. Man müsse also nun mit dem Schlimmsten rechnen, weil man gegen den Krebs „therapeutisch" gar nicht mehr vorgehen könne. Welch ein Glück, kann man heute dazu nur sagen. Meine Schwiegermutter ist mittlerweile über 85 Jahre alt, hat einen künstlichen Darmausgang, mit dem sie mal mehr, mal weniger gut klarkommt. Sie weiß um die verbleibenden Tumorreste und erfreut sich guter Gesundheit. Sie isst wieder für ihr Leben gerne, geht mit Freundinnen frühstücken und erfreut sich an ihren Blumen und Pflanzen im kleinen Garten. Auf die Frage meines Mannes an mich, was denn nun mit ihr gewesen wäre, wenn sie stabil genug für eine Zytostatika-Behandlung gewesen wäre, konnte ich nur mit den Schultern zucken. Ich glaube, dass sie diese Behandlung wie so viele, auch Jüngere, vor ihr nicht überlebt hätte. Zu alt und zu schwach, um behandelt zu werden, na, das nenne ich heute auch noch Glück. Alle anderen wären sicherlich in die Mühlen dieser es so gut meinenden Giftgeber geraten und mehr oder weniger darin umgekommen.

Im Paracelsus Report 2000 fand ich etwas sehr Spannendes dazu. Ein Bericht mit dem Titel „Neue Wege im Kampf gegen Krebs" stellten Internationale Wissenschaftler auf dem 3. Medizinischen Kongress in Kornwestheim aktuelle Ansätze in der Tumorbehandlung vor. Professor Dr. med. Dietmar Molitor aus Landau sagte in seinem Kongressbeitrag wortwörtlich: „80% der chemotherapierten Patienten sterben an den Folgen der Therapie und nicht an ihrem Tumor." Er untermauerte diese Aussage mit dem Ergebnis einer bis dato unveröffentlichten Studie der amerikanischen „Veterans Administration Group". Dies war im Jahr 2000, hat sich bis heute daran etwas geändert? Anhand der Reaktion der jungen Krankenhausärztin im Fall des Darmkarzinoms der Schwiegermutter erkannten wir beide, mein Mann und ich, etwas sehr Entscheidendes. Bei der jungen Ärztin ging es um wirkliche innere emotionale Anteilnahme, da wurde nichts gespielt oder Trauer vorgegaukelt. Ja, sie war tatsächlich unendlich traurig, so eine in ihren Augen todbringende Mitteilung machen zu müssen. Das bedeutete, sie ging vollen Ernstes davon aus, dass eine Heilung nur mit OP, mit anschließenden Zellgiftinfusionen und/oder Bestrahlung möglich sei. Der Feind, das war ja der Tumor im Körper bzw. die bösen Tumorzellen, die als Rest geblieben waren und sich ja nun ungeniert vermehren konnten. Sie sah keine Heilungschance ohne Zellgifte.

Ich meine, wir schreiben das 21. Jahrhundert und eine studierte gebildete Mitteleuropäerin sieht Heilung nur im Zusammenhang mit der Gabe von bösartigen Giften, von denen wir heute schon wissen, dass sie nach Aussage der Schulmedizin das Krebsrisiko von damit arbeitenden Menschen wie Schwestern, Pflegern und Ärzten um ein Vielfaches erhöhen? Dass dieses Tumorgewebe sich verkapseln oder gar auflösen könnte, sich jahrelang ohne zu stören im Körper wie zum Beispiel meiner Schwiegermutter aufhalten könnte, das konnte nicht sein, weil es nicht sein durfte??!

Ich frage mich immer wieder, wie die Ausbildung der jungen Medizinstudentinnen und -studenten verläuft, welche Informationen über die Ursachen und die Verläufe der Krebserkrankungen gegeben werden und welche vielleicht auch nicht. Wie viele interessante Informationen über Tumorerkrankungen dürfen überhaupt nicht veröffentlicht bzw. gelehrt werden, obwohl sie eventuell lebensrettend für den betreffenden Menschen sein könnten? Wie frei sind Universitäten und ihre Beschäftigten wirklich, wenn es darum geht, unabhängig z.B. von Pharmakonzernen zu forschen? Wieso schafft es eine Universität in Tschechien, die Ergebnisse des Dr. Hamer zu überprüfen und zu verifizieren, während bei uns dieser Mann verunglimpft und von einem europäischen Land zum nächsten gejagt wird?

Tage später nach der erfolgreichen Operation der Schwiegermutter las ich, dass in Österreich die gut erhaltenen Überreste eines Mannes im Eis gefunden wurden. Er hatte vor circa 5.300 Jahren gelebt. Seine Obduktion ergab, dass er wohl getötet wurde, denn eine Pfeilspitze steckte noch im Körper. Interessanter noch für mich war allerdings die Entdeckung, dass „Ötzi", wie er genannt wurde, schon damals einen Tumor gehabt hatte. Wo genau, stand in dem Artikel der Tageszeitung nicht. Allerdings war klar erwiesen: Er war nicht am Tumor gestorben, sondern an dem tödlichen Pfeil. Tot trotz Tumor und nicht wegen des Tumors. Das verändert eine Sichtweise ganz ungemein, wenn mal von der paranoiden Vorstellung Abstand genommen wird, dass Tumore immer bekämpft werden müssen.

Daraufhin formulierte ich für mich ein neues Zielbild für Gesundheit. Es lautet bis zum heutigen Tage:

Ich bin 86 Jahre (oder auch mehr) und unter mysteriösen Umständen ums Leben gekommen. Jetzt liege ich auf dem Tisch einer Pathologin/eines Pathologen (beides wäre okay) und die Obduktion ergibt, dass in mir mehrere Tumore gefunden wurden, allerdings keiner, wirklich KEINER, hat zu meinem Tod geführt.

Als Psychologin kenne ich die meisten neurotischen Störungen aus meinem Praxisalltag. Die doch schon weit heftigeren Formen psychischer Erkrankungen, die von mir ambulant gar nicht behandelt werden dürfen, beziehen sich meist auf den teilweisen oder sogar kompletten Verlust der Realität, einer Realität, wie sie sonst von anderen Menschen ganz normal wahrgenommen werden kann. Im Extremfall heißt das, dass diese psychisch sehr kranken Menschen nicht mehr wissen, wer sie sind, wie sie heißen oder welchen Tag wir heute haben. Eine besondere Form des Verlustes von normaler Wahrnehmung ist die Paranoia, aus dem Griechischen kommend. Paranoia heißt so viel wie verrückter Verstand. Ich zitiere hier mal aus WIKIPEDIA, wo es heißt:

„Die Betroffenen leiden an einer verzerrten Wahrnehmung ihrer Umgebung in Richtung auf eine feindselige (im Extrem bösartig verfolgende) Haltung ihrer Person gegenüber. Die Folgen reichen über ängstliches oder aggressives Misstrauen bis hin zur Überzeugung von einer Verschwörung anderer gegen sich."

Wenn wir nun diese etwas allgemein gefasste Definition spezieller fassen und nicht auf eine Person, die uns verfolgt, sondern auf entartete Zellen, auf Tumore und ihre angebliche Streuung im menschlichen Körper beziehen, dann finden wir hier die Erklärung für das zum Teil befremdliche Verhalten von Schulmedizinern und auch Heilpraktikern. Selbst die Ärzte, die eine alternative Krebstherapie anbieten, sehen den Tumor als Feind, den es auf eine bestimmte Art zu bekämpfen gilt. Kaum jemand sieht eine Tumor- oder Geschwürbildung als Reaktion des Körpers auf schwerwiegende menschliche Konflikte und damit als *sinnvolle* Reaktion auf eine psychisch nicht erträgliche Gesamtsituation.

Das in der allgemeinen Definition von Paranoia beschriebene ängstliche oder auch aggressive Misstrauen habe ich in den letzten Jahren so unendlich oft erlebt, das Stigmatisiert-Werden des Feindes „Krebs" ebenfalls. Da wird mit Kanonen auf Spatzen geschossen, da ist – wie in meinem Fall – alles an Tumorgewebe entnommen und doch sind alle Schulmediziner sich einig, bis zum bitteren Ende (meines bitteren Endes!) Zellgifte in meinen Körper pumpen zu müssen, um den bösartigen Feind doch endgültig und für immer auszumerzen. Das ist Paranoia, das ist eine kollektive schwere psychische Störung, die in unserer angeblich so zivilisierten Welt Millionen von Menschen tötet und noch dazu Milliarden an Geldern verschlingt. ***Das ist Wahnsinn!***

Mittlerweile sind nun auch die Pharmakonzerne darauf gekommen, dass die Dosen der Zellgifte, die sowohl die guten wie auch die bösen Zellen vernichten, niedriger angesetzt werden müssen. Dafür werden unbegrenzt lange in Tablettenform gegebene Zytostatika verabreicht, frei nach dem Motto „Damit können Sie sogar arbeiten gehen, statt hilflos an einem Infusionstropf in einer Klinik zu liegen". Verkauft wird damit die Steigerung der Lebensqualität, der vermittelte

Eindruck von Mobilität erscheint menschenfreundlicher und in diesem speziellen Fall auch arbeitgeberfreundlicher. Bis zu dem Moment, wo der Körper ob der Dauerdosis an Gift streikt, wo die Kraft nicht mehr ausreicht. Zynischerweise wird dann nicht die Giftgabe eingestellt, nein, es wird wieder ambulant in der Klinik für meist mehrere Stunden an den Tropf gelegt und natürlich bedauert, dass sich dieser „humanere" Weg leider nicht ausgezahlt habe, weil sich nun der Tumor kaum oder gar nicht verkleinert habe. Natürlich gibt es auch erfreuliche Einzelfälle von Gesundung, die uns von der Schulmedizin als Heilung durch Strahlen und Gifte verkauft werden. Interessanterweise sind dies die Fälle, in denen die Wiederherstellungsphase im Körper nach erfolgter Konfliktlösung schon abgeschlossen war und keine neuen „iatrogen", das heißt ärztlicherseits, verursachten Folgekonflikte wie zum Beispiel durch eine unsensible Diagnosestellung bei den Patienten vorlagen. Dass in diesem Fall auch ohne den Einsatz der militärischen Kampfstoffe eine Gesundung da gewesen wäre, mag das eher unwissenschaftlich agierende medizinische System meist gar nicht glauben.

An diesem Punkt der Darstellungen ist es einmal wichtig, exemplarisch anhand meines Falls des Darmkarzinoms auf die 5 Biologischen Naturgesetze von Dr. Hamer zu schauen, um den Verlauf einer Krebserkrankung von Anfang bis Ende zu verstehen.

Am Anfang steht zunächst der „Konflikt-Schock". Unvorbereitet werden wir von einem Ereignis getroffen, ein emotionales Trauma wird ausgelöst und wir wissen in dem Moment überhaupt nicht wie uns geschieht! Völlig unvorbereitet werden wir innerlich getroffen Sätze wie „Ich fasse es einfach nicht!", „Was sollte das denn?", „Wieso passiert das gerade mir"? Sind uns im Kopf, beschäftigen uns immer wieder und wieder, um das Erlebte zu verstehen. So wie es nun für die Fußreflexzonen in unseren Füßen eine Art Landkarte gibt, die den Menschen zeigt, welcher Körperbereich besonders verspannt oder belastet ist, so gibt es auch in unseren unterschiedlichen Hirnteilen eine Gebietsaufteilung. Manche Hirnteile sind zuständig für unseren Selbstwert, manche stehen für Beziehungen mit uns und Anderen, wiederum anderen Hirnteilen zugeordnet werden die bedeutsamen Themen der Existenz und der Selbsterhaltung. In meinem Fall ist es das Stammhirn gewesen, weil ich die Erbschaft als existentiell wichtig für mich eingeordnet hatte. Hier fand mit dem Zeitpunkt des Konflikt-Schocks ein Einschlag in das Stammhirn statt, vergleichbar mit einem Steinwurf in einen ruhigen See. Wir sehen kleine ringförmige

Wellen um den Einschlag des Steines herum, die Ringe werden immer größer und unschärfer, verlaufen sich irgendwann. Es sind wellenförmige Umrandungen die diesen „Einschlag" im Gehirn zeigen und dieser kann auch durch sehr kundige Experten im CT gelesen werden. Ich kenne Fachleute, die allein durch das Gehirn-CT sowohl aktuelle wie auch alte, schon gelöste Konflikte lesen und erklärbar machen können. Aber weiter zu mir: Mein Konflikt-Schock mit dem Einschlag in einen Teil des Stammhirns nennt die Neue Medizin „Brocken-Konflikte", wobei sich „Brocken" auf symbolische Gewinne und im übertragenen Sinne auf Zugewinne wie in meinem Fall die Erbschaft, im anderen, oben genannten Fall vermuteten und sicher geglaubten Lottogewinn bezieht.

Mit dem Zeitpunkt des Konflikt-Schocks wird ein Mensch überraschend, spontan, unvorbereitet von einer für ihn meist sehr negativ behafteten Situation getroffen. Das heißt, die Reaktion auf diesen Konflikt-Schock zeigt sich sowohl im Gehirn, wie auch im Psychischen und parallel dazu an den Organen, die dem betroffenen Hirnteil zugeordnet sind. In dem Moment des Schocks schaltet der neuronale, in uns allen vorhandene Schalter auf „sympathikoton", im Klartext: auf Stress-Modus um. Die Gedanken kreisen nur noch um das Eine, man selbst ist innerlich deutlich angespannt, fahrig, emotional völlig unausgeglichen. Bei mir lag dieser Zeitpunkt zwischen der Information des Erhalts der Erbschaft und der anstrengenden Phase des Bekommen-Wollens eben dieses vererbten Geldes. Ich hatte extrem kalte Hände und Füße, ich schlief schlecht, immer wieder versuchte ich eine Lösung herbeizuführen, wechselte die Anwälte, ließ neue Recherchen in Bezug auf den Verbleib des Geldes, meines Geldes, wie ich dachte, machen. In dieser Zeit wuchs in meinem Darm der Tumor heran. Bei Stammhirn-Konflikten, so legt sich Dr. Hamer fest, gibt es ein Zellwachstum in der konfliktaktiven Phase. Der Ort des Geschehens war bei mir der Sigma-Darm, ein Teil, in dem ganz besonders – entschuldigen Sie bitte die Wortwahl – so genannte „Scheiß-Konflikte" zuhause sind. Für mich war es schon ein ganz besonders widerwärtiger innerlicher Konflikt, in dem ich mich während dieser Phase wähnte. Einerseits brauchte ich das Geld unbedingt, um mir noch genügend Zeit zur beruflichen Neuorientierung zu schaffen. Egal wie schlecht das Verhältnis früher zu meinem Vater gewesen war, es hatte mich insgeheim doch sehr gefreut, dass er zumindest in einer bestimmten Phase seines Lebens an mich gedacht und mich als Erbin eingesetzt hatte. Andererseits war er schlecht und gemein mit mir als Kind umgegangen, ich hatte ihn lange Zeit gehasst und mich nach dem letzten Streit am Telefon bewusst dafür entschieden, nie wieder Kontakt zu ihm zu haben. Sollte oder wollte ich genau von diesem Menschen Geld haben? Ich glaube, die Antwort ist hinreichend klar. Ja, ich wollte, denn ich kümmerte mich wie besessen um die Auszahlung dieser Summe, wohl wissend, dass auch die Anwälte noch davon bezahlt werden wollten. Auf irgendeine merkwürdige Art und Weise fand ich, ich habe das Geld verdient, es sei der Ausgleich für erlittenes Unrecht, emotionales Leid oder, oder, oder …

Die Phase meiner Konfliktlösung setzte ein, als mir die dritte aufgesuchte Anwältin unmissverständlich deutlich machte, dass mein gesamtes Unterfangen aussichtslos sei, dass ich nicht einen Cent von eben dieser Erbschaft erhalten werde. Das war hart, bitter, emotional mit Trauer und Wut vermischt, aber es brachte in den folgenden Tagen eine innere gedankliche und auch gefühlsmäßige Ruhe mit sich. Mein Nervensystem hatte auf „vagoton" geschaltet, ich war müde, schlapp, hatte den Eindruck von leichtem Fieber, schlief gut und viel. Vor allem erstaunte mich der Appetit, der sich wieder einstellte. Ich hätte den ganzen Tag essen können, essen und schlafen. Manchmal überkamen mich Gefühle und Zustände von Traurigkeit, manchmal war ich über mich verärgert, alles hatte genug Raum und Platz in mir. Fast unerträglich in dieser Zeit war der Nachtschweiß, unter dem ich litt. Meine Güte, nicht nur triefend nasse Schlafhemden hatte ich zu wechseln, nein, gegen den unerträglichen Geruch musste ich des Nachts das ein oder andere Mal sogar duschen, mich von Kopf bis Fuß waschen. Nach den Hamer'schen Erkenntnissen sollte dieser Nachtschweiß dabei helfen, die im Hirn befindlichen Wasser aus dem Körper nach draußen zu bringen. Welch kluge Angelegenheit des Körpers, doch warum mit solch unangenehmem Geruch?

Erst als die Blutungen des Darms einsetzten, hatte ich zwar Sorge, ich könne „richtig" krank sein, trotzdem versuchte ich Tag um Tag, Woche für Woche, Monat um Monat die notwendigen Arztgänge und Untersuchungen zu verschieben. Auf der einen Seite glaubte ich tief und fest an die Heilungsfähigkeiten meines Körpers. Nachträglich denke ich, dass das lange Warten wirklich ein Fehler meinerseits gewesen war. Der Tumor in mir war scheinbar durch die hohe Konfliktintensität einerseits und die doch lange Monate andauernde Stressphase schon viel zu groß geworden, konnte wahrscheinlich durch den körpereigenen Abbau nicht ausreichend verkleinert werden. Dr. Hamer beschreibt diesen Vorgang des Tumorabbaus ungefähr folgendermaßen: Es wird sehr viel Verdauungssaft vom Körper produziert, der soll dabei helfen, den inneren Brocken, sprich Tumor, zu verkleinern und dann so weit abzubauen, dass er gut mit den gesamten Abfällen vom Darm nach außen gebracht wird. Als Brocken wird von mir die viel zu früh und viel zu gierig geschluckte „Erbschaft" gesehen, schade war nur, dass ich scheinbar zu wenig von Myko- oder Pilzbakterien in mir hatte, um den Tumor selbstständig durch Verkäsung verschwinden zu lassen. Dies wäre ansonsten der normale körperliche Abbauprozess gewesen, der aber durch die Tuberkulose-Impfung als Sechsjährige bei mir verunmöglicht wurde. Deshalb war die Operation zur Entfernung des Tumors bei mir eine sinnvolle und lebensrettende Maßnahme. Alles andere, wie beispielsweise die Leberzyste, war entstanden aus einer kurzen Phase der Angst, ich könne verhungern. Dies war ein Zweitkonflikt und keine bösartig die Leber anfallenden Tumorzellen aus dem Darmbereich. Sie hatten sich nur sekundär aus einem anschließenden Konflikt um die geringe Nahrungsaufnahme vor und nach Klinikaufenthalt entwickelt. Übrigens hat ein Körper, der intakt arbeitet, noch eine zweite Möglichkeit, einen Tumor im wahrsten Sinne des Wortes unschädlich zu machen. Er kapselt ihn ein, verhärtet oder besser gesagt verknotet ihn. Falls er nicht an einer Stelle sitzt, wo er deutlich stört, andere Organe in ihrer Arbeit behindert oder für uns persönlich unschön wird, sollte auch hier von einer Operation abgesehen werden, frei nach dem Motto „Der tut nichts, der will noch nicht mal spielen!".

Ich rate übrigens jedem Menschen, sich dringend möglichst
noch gesund mit der Entstehung von verschiedenen schweren
Erkrankungen, wie zum Beispiel Krebs es eine ist,
auseinanderzusetzen und sich vorab gut zu informieren.
Hilfreich fand ich persönlich die Anwendung der 5
Biologischen Gesetze auch auf eher leichtere Beschwerden,
wie zum Beispiel eine Erkältung(Stinke-Konflikt), eine
Bronchitis (Revierangst-Konflikt) oder einen zentralen
Selbstwerteinbruch, der sich in der Heilungsphase durch einen
durch die Schulmedizin diagnostizierten Bandscheibenvorfall
zeigt. Hier können wir bei uns selbst üben, können die Gesetze
anwenden lernen und damit die Richtigkeit der Hamer'schen
Erkenntnisse überprüfen. Eine Liste von guter und in meinem
Fall hilfreicher Literatur befindet sich im Anhang. Mir hätte es
damals unglaublich geholfen, schon in irgendeiner Form über
die Neue Medizin (oder die META-Medizin und/oder das
Biologische Heilwissen)informiert gewesen zu sein. Ich wäre
deutlich sicherer im Umgang mit dem Druck machenden
Krankenhauspersonal gewesen und hätte auch die Zeit nach der
Klinik viel angstfreier erleben können.

Alleine die Diagnose Krebs zu erhalten ist erschreckend genug und birgt die Gefahr einer starken Traumatisierung. In meiner Situation damals war ich kaum noch handlungsfähig, alles konzentrierte sich auf den Wunsch zu überleben, aus dieser Situation schnell zu entkommen. Die Traumastrategien sind hier von Mensch zu Mensch unterschiedlich. Die einen wollen fliehen, die anderen fangen an zu kämpfen und die Dritten frieren sich emotional ein, machen sich gefühllos und innerlich starr, wie es mir passiert ist. Den meisten Menschen bleibt dann nicht mehr viel Zeit und vor allem kaum klarer Verstand zum Recherchieren und Nachlesen. Die Familie muss informiert, manche Dinge müssen geplant und umorganisiert werden, auch der Arbeitgeber erhält eine kurze Mitteilung. Es werden Krankenhausutensilien gepackt und dann sind da noch die vielen Untersuchungen in den Kliniken selbst zu erledigen, bevor eine Entscheidung über weitere Maßnahmen getroffen werden kann. Eine Krebserkrankung ist auch mit dem Wissen der Neuen Medizin ein besorgniserregendes Ereignis. Natürlich kenne auch ich Menschen, die an ihrer Krebserkrankung gestorben sind. Oftmals passierte es auch deshalb, weil sie ihre Konflikte nicht rechtzeitig gelöst haben oder wichtige Entscheidungen (Wechsel des Arbeitgebers, Trennung vom Partner) auf später verschoben haben und sich damit unwissentlich extrem gefährdeten. Auch hier gilt wieder die Regel: Je größer die Konfliktintensität und je länger die

Konfliktdauer, desto stärker sind die Folgen für den Menschen. Auch gibt es in jedem Heilungsverlauf eine so genannte Heilungskrise, die zeitlich mitten in der Wiederherstellungsphase liegt. Einer der gefährlichsten Momente des gesamten Verlaufes einer Erkrankung liegt in dem Abbau des früheren Einschlagloches (dem Hamer'schen Herd) im Gehirn. Hier finden wir ein zeitweiliges Hirn-Ödem, mit dem der Körper nun versucht, die Flüssigkeit aus dem Körper heraus zu schwemmen bzw. herauszupressen. Parallel wird das Loch aufgefüllt mit Bindegewebe, der so genannten Glia. Im Verlauf dieser Krise kann es je nach Lage im Gehirn sogar zu neurologischen Ausfallerscheinungen (Sehstörungen, Gleichgewichtsproblemen, Gedächtnis- oder Orientierungsstörungen) kommen. Sehr häufig sind in dieser Phase Kopfschmerzen, Schwindel, Benommenheitszustände, Erbrechen bis hin zu Verwirrtheit und sogar Bewusstlosigkeit. Diese Heilkrise kann von drei Stunden bis zu drei Tagen nach Aussage vieler Experten andauern und ist sicherlich in ihrer Gefährlichkeit für den betroffenen Menschen nicht zu unterschätzen. Eine gute Bekannte von mir starb nach der Auflösung ihres Pankreas-Karzinoms. Sie hatte geduscht, wurde ohnmächtig, fiel auf die kalten Steinfliesen ihrer Wohnung, stieß mit dem Kopf an eine ihrer dort stehenden Holzkommoden und lag dort über längere Zeit bewusstlos im

Flur. Mehrere Stunden später wurde sie tot von ihrem Lebensgefährten gefunden. Der Pathologe konnte nach der von ihren Eltern gewünschten Obduktion nur feststellen, dass sie nicht an ihrem Bauchspeichelrüsentumor gestorben war. Todesursache war Unterkühlung!

Nach meiner Genesung besuchte ich mehrere sehr ausgezeichnete META-Medizin-Seminare sowie ausgezeichnete Vorträge über das Biologische Heilwissen im Tölzer Land, um mehr über die einzelnen Zusammenhänge von Psyche, Gehirn und Körper zu erfahren. Alle Mediziner und Heilpraktiker, die ich in diesem Zusammenhang kennenlernen durfte, hatten sich schon lange von den eher diskriminierenden und antijüdischen Behauptungen des Herrn Dr. Hamer distanziert. Dies tat mir gut, denn ich bin nach wie vor geprägt von einer antifaschistischen Grundhaltung meiner Familie mütterlicherseits, habe mir nahe Menschen erlebt, die unter Folter, Tod und Terror innerhalb der Naziherrschaft leiden und leben mussten. Deshalb geht mir auch der Begriff der Neuen Germanischen Medizin oder Heilkunde ab und ich weigere mich, ein solches etwaiges faschistoides Gedankengut weiterzutragen, indem ich diese Begriffe verwende. Trotzdem – und das ist ebenfalls ein ernstzunehmendes Faktum – basiert das gesamte Wissen der Menschen, von denen ich die Neue

Medizin lernte, auf den Erkenntnissen der 5 Biologischen Naturgesetze und dem damit zu berechnenden Verlauf von schweren Erkrankungen durch Herrn Dr. Hamer. Ich bin nach wie vor der Ansicht, dass die Verleihung des Nobelpreises für Medizin unbedingt an ihn gehen müsste – unabhängig von dem rechten Gedankengut, was er seit längerem auch öffentlich vertritt. Er ist wie kein anderer für mich zunächst erst einmal ein Wissenschaftler, der jede Hypothesenbildung ablehnt und der ein in sich stimmiges System von Konfliktentstehung und Konfliktlösung entwickelte. Hier werden nicht Vermutungen und komplizierte Hypothesenverläufe konstruiert, um ein wahnhaftes Gesundheitssystem zu stützen und der herrschenden Pharma-Lobby große Gewinne zu zu scheffeln. Nein, hier wird ein logisches System vorgestellt, das von jedem Menschen selbst schnell und individuell zu überprüfen ist. Das ist überzeugend!

Nachdem ich die Hoffnungslosigkeit der krebskranken Frauen in der „kleinen Klinik" bei meiner ganzheitlichen Krebstherapie kennengelernt hatte, traf ich in diesen Seminaren, plötzlich auf ganz andere Menschen, die auf mich selbstbewusst und in sich sicher wirkten. Ich erinnere mich noch an einen der ersten Tage eines Basis-Seminars. Neben mir saß ein junger Mann, der unter schweren Hustenanfällen litt.

Mitfühlend fragte ich ihn in einer der kurzen Pausen, ob ihn die Teilnahme an einem solchen sicher doch für ihn anstrengenden Seminar nicht zu viel sei. Unter mehreren Hustenanfällen und einem blutigen Taschentuch wegen des Auswurfs schüttelte er lächelnd den Kopf. Er habe seinen Konflikt ja gelöst, nun müsse der Körper nur noch den Rest erledigen und seine Bronchien reparieren. Der Mann ist meines Wissens heute Heilpraktiker in eigener Praxis und arbeitet auch im Süden Deutschlands. Er hatte ein Bronchialkarzinom, was bis dato für mich zu den bislang gefährlichsten Krebstumoren überhaupt gehörte. Damals, das heißt, bevor ich mich über das neue Paradigma der Medizin informierte. Ich lernte in verschiedenen Seminaren die vielfältigsten Konflikte, ihre organischen Entsprechungen im Körper und im Gehirn und ich lernte eine Menge über mich und den weiteren Umgang mit mir, meinem Körper und meiner Seele.

Seitdem ich die Phasen der Konfliktaktivität und Konfliktlösung kenne, gehe ich mit mir und meinen immer mal wieder anstehenden Problemen vorsichtiger um. Ich bemühe mich, schnellstmöglich durch ein bewusstes Umgehen mit meinen Konflikten zu Lösungen zu kommen – manchmal geht es, manchmal eben auch nicht. Seitdem ich weiß, dass die Konfliktlösungen meist auch Reparaturen des Körpers mit sich bringen, bin ich viel geduldiger mit dem geworden, was wir Krankheit nennen. Da darf Fieber sein, da dürfen auch Schmerzen, Schwellungen sein, ich stelle mir vor, dass die vielen kleinen Mikroorganismen, Pilze, Bakterien in meiner Antiterrortruppe im Körper bei erhöhter Temperatur ihre Arbeit besser machen können. Vor allen Dingen fühle ich mich durch mein neues Wissen nicht mehr so hilflos diesen inneren nicht beeinflussbaren Kräften ausgesetzt – die Paranoia der Schulmedizin hatte endlich auch in mir ihr Ende gefunden!

In der Oberpfalz, 2009

Wir hatten ein Haus gekauft, ein kleines älteres Einzelhaus am Rande einer Kleinstadt. Alle Kraft wurde in den Ausbau und die Umgestaltung dieses Hauses gesteckt, mit viel tapferer Unterstützung von Freunden, Bekannten und Verwandten zogen wir nach wenigen Monaten Umbauzeit ein.

Meine Kräfte waren noch immer gering, bei vielen Arbeiten fehlte mir das Durchhaltevermögen, jede größere Anstrengung ließ mich erst einmal mindestens eine Stunde lang in einen tiefen Schlaf fallen. Die Zeit der Krebserkrankung war vorbei, die schreckliche Zeit durchgestanden, alles schien so unendlich weit entfernt. Ich hatte mir nur unweit von unserem neuen Heim eine kleine psychologische Praxis aufgebaut, arbeitete dort mehrere Tage in der Woche mit eigener Zeitgestaltung, alles war perfekt. Während der Tage, die mein Mann in seinem Außendienst unterwegs sein musste, versuchte ich auf „unserer Baustelle" die Arbeitseinsätze zu koordinieren, sorgte für gute Stimmung, Frühstück, Kuchen und Getränke für alle, die beim Bau mithalfen. Es war viel zu tun, ich versuchte überall „meine Frau zu stehen", endlich wurden auch die letzten Fliesenarbeiten fertig, die Vollsanierung dieses Ende der 50er Jahre erbauten Hauses war abgeschlossen. Nur einige Zeit später organisierten wir eine „Dankeschön"-Party für alle Helfenden und alle kamen an einem schönen sonnigen

Samstagnachmittag. Es hatte während der Bauzeit interne Konflikte mit einigen Freunden gegeben, so war ich sehr dankbar, dass alle doch den Weg zu uns in den Garten fanden. Ich hatte mir eine „Büttenrede" gemäß dem rheinländischen Karneval ausgedacht, jeder der Anwesenden sollte durch ein spezielles Gedicht geehrt werden. Die Stimmung war zuvor schon leicht gereizt bei einigen Gästen, weil der Grill nicht in Glut kam, um die Würstchen und Fleischstücke zu braten. Die Büttenrede kam jedoch gut an und wurde mit dem obligatorischen karnevalistischen „Tää-tää" mit Plastikpfeifen unter großem und lautem Gelächter untermalt. Ich war im Haus, als ich zufällig eine Unterhaltung mehrerer Gäste mitbekam. Es wurden zutiefst gemeine Bemerkungen über das Unvermögen meines Mannes beim Grillen und seine handwerklichen Fähigkeiten beim Bau gemacht. Dann, jetzt lauschte ich ungeniert, wurde über meine Unfähigkeit, mich handwerklich zu betätigen, gelästert, meine tiefe Erschöpfung als Flucht vor Arbeit tituliert. Es traf mich ungeschützt, völlig unvorbereitet, auf dem verkehrten Fuß sozusagen. Heute weiß ich auch, was Dr. Hamer meint, wenn er von einem „hoch-isolativen" Geschehen spricht. Bis zum heutigen Tag habe ich niemandem davon erzählt, weil es mich erstens tief traf und zweitens, weil ich ja diese Unterhaltung heimlich belauscht hatte. Das über mich Gesagte traf in diesem Fall auf ein sowieso schon sehr angeknackstes Selbstwertgefühl meinerseits. Schon Wochen vorher hatte ich leichte Selbstwerteinbrüche registriert, die sich auf meine handwerklichen Fähigkeiten bezogen. Ich fühlte mich unfähig und gemessen an dem, was andere für uns taten, sah ich mich als Taugenichts und Versagerin und fühlte mich umgeben von Menschen, die handwerklich mehr konnten, besser waren in dem, was sie taten. Ich selbst fühlte mich in allem überfordert, was mit dem Neubau und Umbau des Hauses zu tun hatte.

Mehrere Monate gingen ins Land, wir wohnten jetzt unter wundervollen Bedingungen in unserem Häuschen und mein Selbstbewusstsein stieg wieder. Ich leistete eine gute Arbeit in meiner Praxis, ließ mich zusätzlich in einem Traumatherapie - Verfahren ausbilden und lernte, es unter Supervision anzuwenden. Die Bauphase war vorüber und nichts erinnerte mich an diese Form der erlebten Schmach, vergeben und vergessen, dachte ich. Dachte ich. Eines Nachmittags kamen Freunde meines Mannes darauf zu sprechen, wie sehr sich unser Wohnen verändert habe, wie schön es doch jetzt sei im Gegensatz zu dem wirklich baufälligen und vor allem schmutzigen Haus, das es einmal zu Beginn unseres Einzugs gewesen war. Ich nickte zustimmend und hörte mich sagen, dass das Schöne und Neue allein das Ergebnis der Arbeit unserer Helfer und Helferinnen gewesen sei, ich hingegen zu diesem jetzt wundervollen Ambiente nichts, wirklich nichts an Arbeit beigetragen hätte. Eine mittlerweile gute Freundin, eine sonst recht ruhige Person, regte sich über diesen Satz unglaublich auf, ereiferte sich über alle Maßen. Dies sei unrichtig und stimme überhaupt nicht. Dann begann sie aufzuzählen: Sie habe doch mit mir zusammen die alten Tapeten von den Wänden gekratzt und ich sei es doch gewesen, die den Müll und den ganzen Unrat zum Recyclinghof gefahren habe. Außerdem hätte ich ständig geputzt, gefegt und gewischt, was ich denn habe, mich derart so unter Wert zu verkaufen! Auch der Freund fiel in die Aufzählung meiner diversen Tätigkeiten mit ein, ganz solidarisch mit mir. Eine Pause entstand und ich hörte mich voller Verwunderung sagen „… so habe ich das noch nie gesehen ….“ Hier muss der Wendepunkt in meinem schweren Selbstwertkonflikt gewesen sein, der seit der Dankeschön-Bauparty in mir bestanden hatte. Hier geht es im biologischen Sinne um einen erlittenen Selbstwerteinbruch, der sich nicht auf das allgemeine Selbstbewusstsein eines Menschen bezieht, damit fühle ich mich immer noch ganz gut ausgestattet. Nein, in dieser für mich ganz speziellen Situation des Umbaus unseres Hauses fühlte ich mich außerstande, tatkräftig und kompetent mitzuhelfen. Im Vergleich zu allen anderen sah ich mich nicht nur körperlich außerstande mitzuhalten, auch im direkten Vergleich beim Malen, Streichen, Tapezieren nahm ich ausschließlich mein Unvermögen wahr. Dieses Gespräch, den beiden lieben Freunden meines Mannes einen nachträglich herzlichen Dank, verhalf mir, meine damalige Situation nach der Operation und der fast vollständigen Sanierung eines älteren Hauses mit anderen Augen zu sehen. Objektiv gesehen war ich immer noch in der Rekonvaleszenzphase mit vorher durchtrennter Bauchdecke und einer Darmentfernung von immerhin elf Zentimetern. Andererseits waren handwerkliche Tätigkeiten nie meine Sache, meine besonderen Fähigkeiten liegen in der Kommunikation, in dem Initiieren von kreativen Prozessen in Menschen zum Zwecke der Heilung, in Kontaktfähigkeit, Einfühlungsvermögen und klarer Authentizität. Damit bin ich ausgestattet und ich schäme mich nicht dafür, ehrlich zu sagen, ich habe noch nie ein Fahrrad repariert. Ich weiß, wen ich fragen kann, und ich kann auch das Geld verdienen, das ich für die Bezahlung einer Reparatur benötige, aber ist es aller Menschen Pflicht, dieses selbst zu tun?

In der Oberpfalz, 2010

Wir hatten uns für die Sommerferien einen Wohnwagen auf einem Campingplatz direkt an der See gemietet. Endlich Urlaub und ein wenig Zeit auch zusammen mit den Freunden und Kindern meines Mannes. Glücklicherweise gab es quasi als zusätzliches „Schmankerl" einen kleinen Wohnwagen auf unserem Platz nur für die angereisten Kinder und ihre Freunde. Wir freuten uns riesig auf diesen Urlaub. Nur eine Nacht vor der Abreise von Zuhause passierte es plötzlich und unvermittelt, ohne eine verunglückte Bewegung meinerseits, an die ich mich erinnern kann. Wie ein Geschoss jagte der Schmerz durch meine Wirbelsäule und setzte sich fest im mittleren Rückenbereich. Ich verbracht die Stunden dieser Nacht wach auf dem Sofa liegend mit den Knien angewinkelt und den Füßen auf der Lehne. So fühlte es sich einigermaßen erträglich an, die Nieren links und rechts waren bei Betasten völlig kalt und ich fragte mich, ob ich mir durch nasse Badekleidung in den letzten Tagen eine Nierenbeckenentzündung herangezogen hatte. Am darauffolgenden Morgen, es war Sonntag und ein Tag vor unserem Urlaubsantritt in den hohen Norden der Republik, bat ich meinen Mann, mich in die Ambulanz des örtlichen Krankenhauses zu fahren. Jede Bewegung verursachte Höllenschmerzen und mehr recht als schlecht entstieg ich dem Auto auf dem Krankenhausparkplatz. Relativ früh stand fest, dass es die Nieren nicht sein konnten, der schnell durchgeführte Harntest war völlig in Ordnung. Ich bat die behandelnde Ärztin um etwas Schmerzstillendes, Sitzen ging gar nicht, Stehen nur, wenn möglichst keine Bewegungen von mir gemacht wurden. Die diensthabende Notfall-Ärztin war sich in einigen Punkten noch unklar und bat mich nun, sich im Aufnahmebereich in eines der Betten-Zimmer zur weiteren Untersuchung niederzulegen. Ohne Medikament zog ich um, bekam ein Bett und ein Nachthemd, nur „prophylaktisch", wie man mir versicherte. Ein jüngerer Arzt setzte sich zu mir, beobachtend, wie ich mich verkehrt herum mit den Füßen über dem Bettgestell liegend positioniert hatte.Der Kopf lag am Fußende. So mit den Füßen erhöht, war der durchgängige Schmerz am besten ertragbar. „Das sieht ganz klar nach einem Bandscheibenvorfall aus", sagte er und verabschiedete sich ins Wochenende, denn sein Dienst sei nun vorüber. Wie schade, dachte ich noch, doch wie schade sein Fehlen wirklich für mich werden sollte, das konnte ich an diesem frühen Morgen überhaupt noch nicht übersehen. So kamen viele junge Ärzte zu diversen Anamnese-Gesprächen, so kamen irgendwelche Pflegeassistentinnen zum Blut-abnehmen, mehrfach, wie ich es schon kannte, und irgendwann einmal kam der leitende Oberarzt. Die Anamnese habe ihn stark besorgt, begann er in seinem Dienstzimmer. Wie lange das denn her sei mit dem

Darmkarzinom? Ach, erst zwei Jahre, er nickte bedächtig. Was, ich habe keine adjuvante Therapie gemacht, wie unklug sei das bloß von mir gewesen! Nun ja, das sei alles wirklich sehr besorgniserregend! Wiederholt machte ich ihn auf meine immer stärker werdenden Rückenschmerzen aufmerksam. Seine anschließende Ultraschalluntersuchung schloss den Rücken nicht mit ein, er konzentrierte sich vor allem auf den Bauchbereich, nickte ab und an bedächtig den Kopf. Mittlerweile war mir schlecht, einerseits weil es schon Mittag war und ich gar nichts gefrühstückt hatte und zum Zweiten, weil die Schmerzen im Rückenbereich schier unerträglich waren. Meine Bitte nach einem Schmerzmittel lehnte er ab, es bräuchte noch abschließende Untersuchungen, da könne so ein Schmerzmedikament vieles verschleiern. Wieder zurück im Eingangs- und Aufnahmebereich lag ich mehr oder weniger hilflos und wartete auf die Dinge, die da jetzt kommen sollten. Stunden vergingen, da kam eine der aufnehmenden Krankenschwestern und gab mir den Hinweis, gleich ginge es auf mein Zimmer, die Einweisungspapiere seien allerdings noch nicht unterschrieben, da der Herr Doktor gerade zu einem Notfalleinsatz gerufen worden sei. Kopfschüttelnd fragte ich nach, welche Einweisung, wohin? Ich konnte wegen der anhaltenden Schmerzen kaum denken, glaubte, ich habe etwas falsch verstanden oder hier läge eine Verwechslung vor.

Morgen werde ein Darmuntersuchung gemacht, heute sei bekannterweise Sonntag, da seien diese Untersuchungen natürlich vom diensthabenden Personal nicht zu bewerkstelligen. Ich schüttelte den Kopf und winkte ab. Nein, mit dem Darm sei ich schon bei meinem Gastroenterologen in permanenter Behandlung und unter Beobachtung. Ich sei wegen meines Rückens hier, ob das der Oberarzt in den Unterlagen nicht vermerkt habe? Ich glaube, sie hielt mich für eine etwas renitente Patientin, so dass sie nur mit einer abfälligen Handbewegung auf meine Worte reagierte und schweigend fortging. Es war mittlerweile schon Nachmittag, als der besagte Oberarzt an meinem Bett erschien. Er habe doch schon mehrfach deutlich gemacht, dass es hier wohl um einen Rezidiv des Darm ginge, ein Rezidiv als Folge meines uneinsichtigen Verhaltens, die unabdingbar zu machende Chemotherapie im Anschluss an meine damalige Operation 2008 abzulehnen. Ich diskutierte nicht mehr, bat einfach nur noch einmal darum, meinen Rücken zu begutachten. Ein langes „Hmmhh" war seine Antwort und ich durfte nun darauf hoffen, zu einer Röntgenaufnahme meines Rückens von einer der Pflegeassistentinnen abgeholt zu werden. Wie froh war ich angesichts dieses dramatischen Vorfalls, dass ich meinen Mann gleich neben mir in der Wartehalle dieses Krankenhauses wusste. Ein junger Röntgenarzt stellte sich mir vor, interessanterweise mit außerordentlichen kommunikativen Fähigkeiten ausgestattet, die ich hier im dunklen Zimmer der Röntgenabteilung dieser Klinik gar nicht erwartet hatte. Ein, zwei, drei Bilder wurden von meinem Rücken gemacht. „Ich bringe Sie zurück in das Aufnahmezimmer", sagte der Röntgenarzt und bat mich im Weiteren nicht zu fragen, was seine Aufnahmen denn ergeben hätten. Bei dieser Diagnose, nein, da dürfe er nichts sagen, dass mache der Chef persönlich. Aber er könne mir versichern, dass es ihm so unendlich leid täte. Sah ich da den Anflug von Tränen in seinen Augen? Nun war ich doch eher alarmiert und extrem beunruhigt. Was hatte er gefunden, was er mir nicht sagen konnte bzw. durfte? Betrübt fuhr er mich die Gänge entlang, es sei ein wirkliches Elend mit dieser schweren Krankheit, ich sei so jung und doch so schwer krank. Im Aufnahmezimmer zurück, hielt ich kurz inne, dann stand ich auf und ergriff meine Sachen, die in einer Plastiktüte hinter dem Bett lagen. Zunächst zog ich mir unter großen Schmerzen erst meine Hose und dann mein T-Shirt über. Die Stationsschwester erwischte mich an der Tür, intervenierte laut und patzig. Nein, ich könne jetzt nicht gehen, der Arzt werde gleich da sein. Müde und ebenfalls ungehalten-genervt antwortete ich ihr: „Sie finden mich bei meinem Mann im Wartebereich." Dort saß mein liebster Mann nun seit Stunden, las seinen mitgebrachten Krimi und sah mich fragend

an, als ich angezogen in der Tür erschien. Ich erzählte ihm
kurz, wie es mir ergangen war, als sich mittlerweile eine
Gruppe von Ärzten an meinen Wirbelsäulenbildern im Raum
gegenüber versammelt hatte. Auch sie flüsterten, zeigten das
ein oder andere Mal auf etwas auf den Bildern. Ich stand auf
und trat zu ihnen, noch immer voller Anstrengung und
Schmerzen. Der Stationsarzt höchstpersönlich kam auf mich
zu. „Ja, Sie hatten mit Ihrer Annahme völlig Recht. Es hat sich
bestätigt, da ist etwas in Ihrer Wirbelsäule, wir haben an zwei
Wirbeln so etwas wie Knochenmetastasen gefunden. Ich muss
Sie bitten, sich für eine Aufnahme in unsere Klinik bereit zu
machen, Ihr Mann kann Ihnen sicherlich auch die notwendigen
Waschutensilien, einen Morgenmantel noch heute Abend
vorbeibringen. Morgen werden wir dann alle notwendigen
Untersuchungen vornehmen, die Darmspiegelung, das MRT
und das weitere Vorgehen besprechen." Ich wurde dieser
Situation überdrüssig, konnte auch kaum noch stehen, so groß
war der Rückenschmerz. Ich drehte mich zu meinem Mann um.
„Bitte bringe mich hier raus!" Nach mehreren vergeblichen
Anläufen, meinen Mann zu überreden, er möge seine
schwerkranke Frau in ärztlicher Obhut lassen und den
geplanten Urlaub verschieben, erhielt ich meine
Entlassungspapiere und durfte den Laden verlassen, nicht ohne
tatsächlich eine Paracetamol -Schmerztablette in die Hand

gedrückt bekommen zu haben.

Gott sei gedankt, dass sie in solchen Fällen wie dem meinen nicht gleich jemand vom Amtsgericht herbeiholen, um mir meine Mündigkeit zu nehmen. Wäre ich jetzt in dieser selben Situation ein minderjähriges Mädchen gewesen, dann wäre der Beschluss des Jugendamtes relativ schnell gekommen und hätte den Sorgerechtsentzug meiner Eltern gefordert, damit ich umgehend in staatsmedizinische Versorgung gelangte. So passiert es in Deutschland, in Europa, fast weltweit, tagein, tagaus, wenn sich Befunde ergeben, die die medizinische Paranoia entfachen, um den Feind „Krebs" im Körper der kleinen Patienten zu bekämpfen.

Draußen atmete ich erst einmal kurz durch, wenn ich jetzt noch geraucht hätte, wäre dies ein Moment des inneren Verschnaufen geworden. Im Vergleich zur Klinik, in der ich vor mehr als zwei Jahren operiert worden war, war ich dieses Mal trotz meiner starken Schmerzen sicher, das Richtige getan zu haben. Egal ob mit Bandscheibenvorfall oder wie hier in der Klinik diagnostiziert mit Knochenmetastasen, ich musste durch den Schmerz kommen, musste meine Bewegungen reduzieren, musste meinem Körper Zeit geben, zu heilen. Ich hielt von Anfang an den Urlaub für die einzig richtige Maßnahme und konnte mit Unterstützung meines Mannes und vieler Schmerztabletten diese Tage gut bewältigen. Viel liegend auf einer Sonnenliege, mit nur wenigen Bewegungen am Strand und im Wasser, bei 30 Grad im Schatten und einer extra für mich gekauften Wärmflasche heilte mein Rücken, gingen die Schmerzen Tag für Tag zurück.

Ich mag mir gar nicht ausmalen, was passiert wäre, wenn ich nicht so voller innerer Sicherheit gewesen wäre, wenn ich die paranoiden Thesen von den alles überwuchernden Tumorzellen in meinem Körper zum ersten Mal gehört hätte, wenn das damit schlagartig beginnende Misstrauen meinem Körper gegenüber eingesetzt und die große Angst von damals mich wieder eingefangen hätte. Ich wage mir gar nicht auszudenken, was in diesem Fall mit Menschen passiert, was sie seelisch, geistig und vor allem körperlich durchmachen, erleben und erleiden müssen. Man lese hierzu das Buch von M. Knaths, „Vom Krebs gebissen", dessen Autorin im Anschluss an ihre Morbus -Hodgkin - Krebserkrankung eine Psychotherapie beginnt, um unter anderem die Folgen einer unmenschlichen und zutiefst entwürdigenden Knochenmarktransplantation aufzuarbeiten. Ihre Therapeutin benennt dieses Trauma mit dem Wort „FOLTER" und ich weiß sehr genau, was sie damit meint. Auch ich erlebe manche Menschen in meiner Praxis, die zutiefst gequält wurden, alles unter der Maßgabe, das sei nur zu ihrem Besten, man müsse ja „dem Krebs" den Garaus machen. Es erscheint mir wie eine moderne Form des Exorzismus, die sich im heutigen medizinischen System breitmacht. Damals im frühen Mittelalter tötete man ebenfalls die angeblich vom Teufel Besessenen, indem man ihnen Pfähle ins Herz stach. Den Verlust des Lebens nahm man dafür in Kauf, wenn man sicher sein konnte, dass der betreffende Mensch nun ins Himmelreich kommen durfte. Heute sind das Giftgasinfusionen, die in unsere Venen gespritzt werden, die uns schwächen, im wahrsten Sinne des Wortes krankmachen und oft sogar töten.

Ich möchte mich hier nicht verkehrt verstanden wissen: Krebs ist eine schlimme Krankheit und manchmal, ja manchmal ist er im Körper so weit fortgeschritten, dass der betreffende Mensch verstirbt, weil die betroffenen Organe ihre Arbeit eingestellt haben. Das wiederum liegt aber in erster Linie an einer *zu hohen* Konfliktintensität und einer *zu langen* Konfliktdauer. Das bedeutet, je länger ein Konflikt anhält und je intensiver der Mensch ihn erlebt hat, desto gravierender sind die Auswirkungen auf organischer Ebene. Aus diesem Grund ist es ratsam, auftretende Schocksituationen mindestens vom eigenen Verständnis her schnell zu relativieren. Mir helfen dabei schon oft die mir selbst gestellten Fragen: Was genau soll ich dadurch lernen? Was ist das wirklich Schlimme an dieser Situation?

In welche Richtung kann ich noch denken, wenn ich davon ausgehe, dass die Situation XY so bleibt, wie sie ist?

In meiner Situation, als sich das Darmkarzinom entwickelte, war ich in einer Lebensphase, wo ich etwas tat, was mich nicht ausfüllte, mich innerlich nicht befriedigte. Verkäufern dabei zu helfen, möglichst viele Autos zu verkaufen, den Absatz und den Profit von Automarken und Autohäusern zu steigern, das war vielleicht am Anfang meiner Zeiten des Coachings spannend, gerade auch, um einmal zu erleben, wie es sich anfühlt, richtig viel Geld zu verdienen. Später wurde es einfach nur ein Job, der ohne innere Zufriedenheit von mir getan wurde. Gerade in den letzten Monaten, als es sogar noch zu Engpässen in der Fahrzeugproduktion kam, das Verkaufsziel pro Verkäufer oder Autohaus also gar nicht mehr erreicht werden konnte, wurde mein berufliches Leben absurd. Ich lebte an meinem eigenen Sinn des Lebens vorbei, die Krise der Krebserkrankung führte mich zu den eigentlichen Daseinsfragen zurück. Heute kann ich behaupten, dass ich wieder zu dem, was ich kann und mir etwas bedeutet, zurückgefunden habe. Ein sehr unsanfter göttlicher Schubs war es, den ich erleben musste, aber ich weiß bis heute nicht, ob ich sonst unter anderen Bedingungen schneller und aufmerksamer gewesen wäre und mein Leben in diese, in meine Richtung verändert hätte.

Wir sollten uns nichts vormachen. Das Leben ist gepflastert mit Konflikten, ob wir diese wollen oder nicht. Konflikte, Auseinandersetzungen, Belastungen, sie geschehen und sie werden mit den Erkenntnissen der Neuen Medizin weiterhin geschehen – gerade in der heutigen Zeit, wo sich in der Berufswelt so viele dramatisch zu nennende Veränderungen ergeben, wo der Mensch weniger als der Profit zählt, wo Börsenspekulanten auf den Konkurs von Ländern wetten, wo astronomisch hohe Managergehälter gezahlt werden und normale Arbeitnehmer staatliche Hilfen beantragen müssen, weil sie durch ihrer Hände Arbeit einfach ihre Kinder nicht mehr ernähren, ihre Wohnungen nicht bezahlen können. In einer solchen gesellschaftlich schwierigen Situation, da entstehen Konfliktherde in Massen, ob man diese will oder nicht, sie ergeben sich oftmals einfach. Die Welt, wie wir sie kennen, ändert sich gerade und wie ich es sehe, nicht gerade zum Positiven.

Zu den für sehr viele Menschen unerträglichen existentiellen

Sorgen und Nöten gesellt sich gleichzeitig eine Apparate-Medizin, die immer besser die kleinsten organischen Veränderungen im menschlichen Körper abbilden kann. Hier liegt sicher auch ein entscheidender Grund für das Auftreten so vieler neuer Krebserkrankungen in der europäischen Welt. Immer mehr Konfliktpotential bei immer besseren bildgebenden Diagnosemöglichkeiten, da ist der deutliche Anstieg der Tumorerkrankungen auch kein Wunder!

Kaum ein Mensch, der nicht im Familienbereich oder im beruflichen Umfeld jemand mit einer Tumorerkrankung kennt oder gekannt hat. Aus diesem Grund bin ich der Meinung, wir brauchen eine Neue Medizin, eine Ausrichtung auf eine menschliche und ganzheitlich orientierte Diagnostik und Behandlung. Wie viel Angst kann man einem Menschen schon damit nehmen, dass man ihm den Verlauf seiner Erkrankung ab Schock-Beginn mit den Phasen der Konfliktaktivität, dem Zeitpunkt der Konfliktlösung und der anschließenden Reparaturphase des Körpers erklärt? Heilsam war für mich auch, dass ich den Grund des Konfliktes benennen, den Zeitpunkt der Konfliktlösung recherchieren konnte und mich dann auf die in der Wiederherstellungsphase des Körpers auftretenden Unannehmlichkeiten wie Schwellungen, Schmerzen, Fieber einstellte. Wie viel leichter sind dann die zeitlich einzugrenzenden Reparaturphasen zu ertragen, wenn man weiß, dass der Körper etwas Sinnvolles für einen macht. Ich lerne seitdem geduldiger und vor allem vertrauensvoller mit mir und meinen Unzulänglichkeiten umzugehen und den heilenden Kräften in mir Raum und Zeit zu geben.

Gleichfalls bin ich der Überzeugung, dass mit diesem Wissen und der daraus resultierenden neuen Einstellung zu sich und dem eigenen Körper ein Tumor-erkrankter Mensch eine klare Entscheidung selbst und eigenständig darüber treffen kann, welche der von der Schulmedizin angebotenen Behandlungsverfahren wie Operation, Bestrahlung oder Chemotherapie gewählt werden sollten bzw. könnten. Dann wären wir auch eher darüber im Klaren, welche Risiken mit dieser Wahl verbunden wären. Wir sollten ungeachtet der Schwere der Diagnose unsere Entscheidungsfreiheit nutzen. Es geht nicht um DAFÜR oder DAGEGEN, es geht darum, was aktuell sinnvoll für uns und unsere Genesung ist. Manchmal geht es auch weniger um Genesung im körperlichen Sinne, sondern um eine geistig-seelische innere Heilung, die dem Menschen einen Übergang zur anderen – eventuell besseren - Welt vereinfacht. Hier kann sogar die Gabe von Morphium hilfreich sein, um dem Sterbenden kurzfristige Unterstützung zu geben. Ich bin in diesem Sinne also keine Dogmatikerin, wünsche mir aber für jeden Menschen klare Informationen und Beschreibungen des möglichen Verlaufs der sogenannten Krankheitsphasen, damit wir frei sind, unseren eigenen Weg zu gehen. Panikmache und unnötige Angsterzeugung zugunsten des Profits stehen dem diametral entgegen!

Matala, Kreta, 2012

Gerade fällt mir die Geschichte eines männlichen Studienkollegen ein, der wegen diverser partnerschaftlicher Probleme oft lange Abende mit mir telefonierte, sich eine telefonische Beratung von seiner Kollegin, von mir, geben ließ. Wir hatten gemeinsam für die Prüfungen gelernt, mochten uns und hatten uns nie ganz aus den Augen verloren. Eines Abends rief er an und erzählte von seiner frustrierenden Lebenssituation. Er lebte seit mehreren Jahren zusammen mit seiner Lebensgefährtin, in dem letzten Jahr hatte sich ihre Beziehung deutlich verschlechtert. Es gab kaum noch Momente von Nähe zwischen ihnen, er litt unter ihrer Distanz, fühlte sich ungeliebt und nicht wertgeschätzt. Irgendwann eines Abends, seine Freundin war gerade duschen, piepte ihr Handy, das vor ihm auf dem Wohnzimmertisch lag. Mehr durch eine spontane Eingebung als durch Hinterlist – bis dato hatte er nie ihre Briefe geöffnet oder auf ihre Nachrichten in PC oder Handy geschaut – nahm er das Mobiltelefon und blickte auf die gerade eingegangene Nachricht. Völlig schockiert las er auf dem Handy seiner Verlobten Liebesschwüre und fand im Weiteren heiße Verabredungen von einem ihm nicht bekannten Mann mit ihr! Nun war es klar: Seine Lebensgefährtin betrog ihn sexuell mit einem anderen Mann. So weh es ihm tat, die Wahrheit war ihm lieber als die Vermutungen, die er vorher schon manchmal hatte. Seine Freundin stritt alles ab, verweigerte die Auseinandersetzung mit ihm. Jedes klärende Gespräch endete mit Streit, Tränen und Flucht ihrerseits. Trotzdem hielt sie an ihm und ihrer gemeinsamen Beziehung fest, aber eben auch an ihrer Affäre, die sie mehr als einmal ihm gegenüber leugnete.

In dieser konfliktaktiven Phase war der Ex-Kommilitone bald nicht mehr wiederzuerkennen. Er schlief kaum noch, durch seine Appetitlosigkeit hatte er stark abgenommen, Tag und Nacht machte er sich Gedanken, wie es wohl mit der Beziehung weitergehen könne, ob er sie noch wolle, ob er mit dieser Lügerei und Unoffenheit weiterleben könne. Sie warf ihm vor, eifersüchtig und verrückt zu sein, begann wieder Sex mit ihm zu haben, beteuerte ihm ihre Liebe. Mehrere Monate hielt diese ambivalente Situation an, der Ex-Kommilitone wusste weder ein noch aus. Weil er Probleme mit dem Urinieren bekam, machte er auf Anraten seiner Hausärztin einen Termin beim Urologen. Das Leben schreibt manchmal großartige Geschichten, denn eben dieser innerlich so hin - und hergerissene Mann traf eines Tages völlig zufällig eine ehemalige Freundin seiner Lebensgefährtin wieder, die er lange nicht mehr gesehen hatte. Sie kamen miteinander ins Gespräch und diese ehemalige Freundin seiner Lebensgefährtin „schenkte ihm reinen Wein ein" über das polygame Leben seiner Freundin und getraute sich auch zu sagen, dass sie sich aus der Freundschaft zurückgezogen habe, weil sie dieser Lügen auch ihm gegenüber überdrüssig geworden sei und da nicht mehr mitspielen wollte. Er habe ihr leidgetan und sie offenbarte, dass sie selbst schon seit einigen Jahren der jahrelangen Freundschaft Gefühle von tiefer Zuneigung zu ihm entwickelt habe.

Kurz und gut: Der „hässliche halbgenitale Konflikt", wie Dr. Hamer ihn nennen würde, ging bei dem Kollegen in Lösung, das hieß, er begann wieder zu schlafen, sehr viel zu schlafen. Wegen hohen Fiebers musste er sich krankschreiben lassen, auch unsere regelmäßigen Telefonverabredungen fielen über mehrere Wochen aus. Aber sein Appetit kehrte zurück, er nahm wieder an Gewicht zu und er fand recht schnell wieder seine emotionale Stabilität wieder, zarte Bande einer neuen Liebesbeziehung wurden zwischen ihm und der neuen Freundin geknüpft. Seine Wohnung hatte er gekündigt, die Partnerschaft zu seiner bisherigen Lebensgefährtin auch, alles in allem war er wieder im Begriff, ein zufriedener und lebensbejahender Mann zu werden.

Unangenehm, so beschrieb er, war der stark riechende Nachtschweiß, der ihn zu mehrmaligem Wäschewechsel mitten in der Nacht veranlasste. Sein Urin, so fügte er im Nachsatz mir gegenüber hinzu, sei trübe und faulig stinkend und käme verlangsamt. Nun war ich die psychotherapeutische Kollegin dieses Mannes und sah mich fachlich nicht in der Lage, ihn über die 5 Biologischen Naturgesetze zu informieren. So bestärkte ich ihn nur darin, sich möglichst eiweißreich zu ernähren und seinem neuen Glück inneren Raum und vor allem Zeit zu geben. Wie glücklich war ich, als ich hörte, dass er einen Urologen gefunden hatte, der trotz eines deutlich erhöhten PSA-Wertes nicht in Panik verfiel. Es war die Zeit vor Weihnachten, der nächste Termin beim Urologen war aufgrund der Feiertage erst im neuen Jahr angesetzt. Wegen des Umzuges des Klienten in eine gemeinsame Wohnung mit der neuen Liebe wurde dieser sogar noch einmal um drei Wochen nach hinten geschoben. Die dann vorgenommene urologische Untersuchung im Februar ergab einen neuen, jetzt völlig normalen PSA -Wert. Die leichteren Probleme mit einem verzögerten Urin-Abfluss zeigten sich noch längere Zeit bei ihm, ohne dass von seinen behandelnden Ärzten etwas getan wurde. Ich gehe davon aus, dass der Ruhe bewahrende Urologe und auch der stimmige zeitliche Ablauf von einer Untersuchung zur nächsten diesen Mann vor der Diagnose „Prostatakrebs" bewahrt hatte. Nicht auszudenken, was passiert wäre, wenn in diese neue zarte Liebe ein Medikament zur

Potenzhemmung oder eine Bestrahlung oder gar Schlimmeres gekommen wäre. Neben der Zwei -Phasigkeit dieser Erkrankung von Konflikt-Schock über Konfliktaktivität bis hin zur Konfliktlösung ist hier in diesem Beispiel sehr schön auch der biologische Sinn der Prostata-Erkrankung zu verstehen. Nach dem Konflikt-Schock „Sie betrügt mich mit einem Anderen" wird die Prostata nun gehirnmäßig veranlasst, vermehrtes Sekret zu produzieren, dafür braucht es ein schnelles Zellwachstum, ein Tumor entsteht. Mehr Sperma heißt biologisch, die alte Freundin wieder zurückzuerobern, besser und potenter als der Nebenbuhler zu sein oder, wie in diesem Glücksfall, eine neue Frau zu finden und zu beglücken. Nach der erfolgten Konfliktlösung, die da heißt „Ich will die alte Freundin nicht mehr, ich habe eine neue Liebe", beginnt der Körper den entstandenen Tumor abzubauen, dazu braucht es Mykobakterien, es entsteht Fieber, um den Abbauprozess schneller voranzutreiben. Auch hier ist aus meiner Sicht von glücklichem Handeln zu sprechen. Der Kollege verzichtete trotz des erhöhten Fiebers darauf, bei seiner Hausärztin vorstellig zu werden. Diese hätte unter Umständen ein Antibiotikum verschrieben, was zu einer so genannten „hängenden Heilung" und eben nicht zu einem kompletten Abbau des Tumors geführt hätte. So aber ließ der frisch verliebte Mann sich von seiner neuen Freundin pflegen und verwöhnen, konnte dem „Krank-Sein" völlig neue positive Seiten abgewinnen. Die Probleme mit dem Urinieren zeigen sich während des Tumoraufbaus, wenn dieser zum Beispiel auf die Harnröhre drückt, oder auch während des Abbaus desselben, wenn die zerlegten Zellstoffe in dem Urin wieder aus dem Körper gebracht werden. Schadstoffe sind eben nur über die Schweißdrüsen der Haut oder über den Urin nach außen zu bringen. Nun sage einer, dies sei nicht prima durchdacht worden vom Körper oder von dem jeweiligen Architekten, den die Mutter Natur dafür bestellt hat.

Oberpfalz im Sommer 2012

Im Fall meines Bandscheibenvorfalls oder aber meiner Knochenmetastasen, wie die Schulmediziner des örtlichen Krankenhauses es diagnostiziert hatten, ging es um einen schweren Fall eines Selbstwerteinbruches. Hierfür ist im Konfliktfall ein anderes Hirnteil zuständig. Das Großhirn-Marklager steuert alle großen und kleinen Konflikte des Selbstwertes, dort liegt auch das Relais für die Wirbelsäule. Mein Konflikt-Schock begann zum Ende unserer Haus-Umbauzeit, als ich heimlich das Gespräch von drei ehemals guten Freunden erst unabsichtlich, dann Minuten später absichtlich belauscht hatte. Die dort erfahrene Abwertung meiner Person, meine Unfähigkeit, am Bau gleichwertig und kompetent mit den anderen zu arbeiten, hatte mich an diesem eigentlich so schönen Tag voll erwischt. Als Dankeschön-Feier für alle beim Bau in irgendeiner Weise helfenden Verwandten und Freunde gedacht, blieb ich mit meinen Gefühlen des Ärgers auf mich und ebendiese fürchterlich lästernden Leute allein. Ich kann mich heute nicht mehr an eine so anstrengende konfliktaktive Phase erinnern, ich weiß, dass ich oft über diese Menschen nachgedacht hatte, über die Hinterlist und Gemeinheit von ehemaligen Freunden nachsann und mich über kurz oder lang aus diesen Beziehungen herauslöste, ohne jemals den eigentlichen Grund meiner Enttäuschung zu formulieren. Vielleicht hätte ich sogar damit umgehen können, wenn mir offen und direkt meine handwerkliche Ungeschicklichkeit und auch meine körperliche Unzulänglichkeit vorgeworfen worden wären. Da dies niemals erfolgte, im Gegenteil ich immer wieder darauf hingewiesen wurde, mich zu schonen und eben keine körperlich anstrengenden Tätigkeiten zu verrichten, hatte mich dieses intrigante Benehmen ganz besonders verletzt. In dieser Zeit passiert im Körper nach den Gesetzen der Neuen Medizin Folgendes: Während sich der Konflikt noch in der aktiven Phase befindet, baut der Körper Zellen ab, bildet sozusagen kleine Löcher, Nekrosen oder fachlich richtig Osteolysen. In meinem Fall war es der Knochenbereich der mittleren Wirbelsäule. Dies muss wirklich vor längerer Zeit passiert sein, denn zwischen der Konfliktlösung und dem Konflikt-Schock lag mehr als ein halbes Jahr. Ich ging mit diesem Thema in Lösung, als mir Freunde meines Mannes versicherten, dass ich viel und gut bei der Baustelle mitgeholfen hatte. Erst als ich anhand der aufgezählten Beispiele feststellte, dass ich gar nicht die von mir so hingestellte „Versagerin" war, und auch mein Mann nochmals hinterher bekräftigte, dass ich vollwertig meine Arbeit während der Bauphase getan hatte, da löste sich der Konflikt und mein Körper begann mit seiner Reparaturarbeit, indem er mit neuem Knochenmaterial die Löcher im Rücken flickte. Die höllischen Schmerzen entstanden wohl durch die Wiederherstellung des Zellgewebes an der Knochenstruktur der Wirbel. Lars Peter Kronlob spricht in seinem sehr guten Buch der Neuen Medizin von „einer Rekalzifizierung unter starker Schwellung des Knochengewebes und starken Schmerzen durch die Spannung der Knochenhaut". Ich tat das damals einzig Richtige, ich bewegte mich kaum, pflegte mich mit Wärme und mit einer Menge an Kalziumtabletten, weil ich schon damals den Eindruck hatte, mein Körper verlange nach unendlich viel Vitalstoffen und Vitaminen. Nach dieser Rekonvaleszenzphase hatte ich zwar ein paar Kilo mehr und war auch immer noch lange Zeit nicht wieder so beweglich wie vorher, aber ich fühlte mich gut und begann wieder zu arbeiten, kurz nachdem der Urlaub vorüber war. Ein befreundeter Chiropraktiker korrigierte meine beiden Wirbel TH5 und TH7 ganz vorsichtig, die Methode nach Dorn funktionierte hervorragend und ließ auf der anschließenden Röntgenaufnahme bei einem Orthopäden Wochen später nur noch eine deutlich sichtbare neue weiße Knochenschicht in den Wirbeln erkennen. So wie bei einem Knochenbruch zeigt sich die neue Knochenzellstruktur an der Bruchstelle nach der körperlichen Heilung fast fester als vor Beginn des Bruches. Ich frage mich, ob der behandelnde Arzt damals im Kreiskrankenhaus niemals in stillen Minuten darüber nachdenkt, warum denn ein Darmtumor, der vollständig operativ entfernt wurde, denn statt eines Zellwachstums beim Tumoraufbau im Darm nachweisbar nun Zell-Minus im Knochengewebe verursachen soll. Und wie bitte waren dann diese kleinen hässlichen dämonischen Tumorzellen vom Darm in den Knochen geraten?

Eine lustige Episode dazu ergab sich noch bei meinem Hausarzt, den ich mit den Untersuchungsergebnissen des Krankenhauses in seiner Sprechstunde aufsuchte. Er, ein guter Diagnostiker, wie mir immer bestätigt wird von Kollegen und Kolleginnen seines Fachs, besah sich die vom Krankenhaus zur Verfügung gestellten Bilder meines Rückens. Er schaute hin und er schaute her, versuchte die vom Oberarzt persönlich auf dem Entlassungsbericht formulierte Diagnose der Knochenmetastasen anhand der Röntgenaufnahmen zu finden, irgendwas musste die versammelten Ärzte ja bewogen haben, mir eine solch schwere Diagnose mitzuteilen. Minuten vergingen, er nahm seine Brille ab und sagte nur ein Wort: „Spökenkiekerei!", was im norddeutschen Slang soviel heißt wie „Die haben da Unsinn erzählt". Beim Rausgehen klopfte er mir freundlich lächelnd auf die Schulter und sagte „Du, das kommt auch sonst nicht vor, dass ein Darmkarzinom in die Knochen streut. Leber oder Lunge, ja, dorthin schon, aber Knochen, nee, das hätte ich mir auch nicht vorstellen können."

Ich klopfte ebenso freundlich zurück auf seinen Arm und entgegnete: „Du weißt ja, im Gegensatz zu dir glaube ich diesen Unsinn von der Streuung sowieso nicht", lachte zurück und ging.

Ich vermied in den nächsten Wochen die vom Hausarzt vorgeschlagene Blutuntersuchung und verschob sie auf einen späteren Termin. Anhand meiner noch immer anhaltenden körperlichen Schwäche, die auch noch Wochen nach dem Urlaub vorhanden war, glaubte ich, zu viele Leukozyten in meinem Blut zu haben. Nicht auszudenken, wenn einer der Schulmediziner hier auf eine Leukämie im Anschluss an meine Knochenreparatur gekommen wäre. Manchmal stellte ich trotz meines guten Verhältnisses zu manchen Medizinern auch bei mir eine noch immer leicht vorherrschende paranoide Haltung fest, die sich auf das schulmedizinische System und alle akademisch ausgebildeten Herren und Damen in weißen Kitteln bezog. „Die Betroffenen leiden an einer verzerrten Wahrnehmung ihrer Umgebung in Richtung auf eine feindselige (im Extrem bösartig verfolgende) Haltung ihrer Person gegenüber", definiert WIKIPEDIA die paranoide Haltung, und ja, ich fühlte mich damals verfolgt, ich fühlte mich be - und gedrängt und im manchen Träumen wusste ich auch wohin: Da nahm ich teil an meinen eigenen

Beerdigungen, stand an meinem Grab und lauschte den Worten eines Laienpredigers, der meinen viel zu frühen Tod durch diesen oder jenen Krebstumor beklagte und dem die behandelnden Ärzte nur unter dem Auffahren schwerer militärischer Geschütze Einhalt hätten gebieten können. Noch im Traum als Beobachterin fragte ich mich, warum mein Traum-Laienprediger es selbst nicht Mord nannte, aber dazu war mein Traum-Selbst scheinbar immer noch zu höflich. Ich nahm mir vor, dies im Kontakt mit Ärzten weiter im Blick zu haben und nicht aus einer verzerrten Wahrnehmung heraus die Wirklichkeit zu beurteilen und vor allem bei mir und meinen Entscheidungen zu bleiben.

In der nun folgenden Zeit schlug ich mich immer wieder mit der Frage herum, wie ich im Weiteren mit den für mich ärztlicherseits avisierten Untersuchungen umgehen sollte. Trotz einer mittlerweile guten Kenntnis der 5 Biologischen Naturgesetze: Sollte beziehungsweise wollte ich die Krebsvorsorge bei meiner Gynäkologin vornehmen lassen? Was war mit der in den nächsten Wochen stattfindenden Darmspiegelung? Damals, in der schrecklichen Zeit nach der Operation in dem Klinikum, ohne profundes Wissen über das, was sich in mir, in meinem Körper abgespielt hatte, war ich felsenfest der Meinung, nie wieder eine Klinik oder eine

Arztpraxis betreten zu wollen. Später diskutierte ich mit Freunden darüber, ob eine fortwährende Kontrolle meiner Organe ein klares Misstrauensvotum gegenüber meinem Körper darstellte. Entweder ich glaubte an seine – meine – Gesundheit oder eben nicht. Ich kam letztendlich zu der Überzeugung, dass in meinem Fall eine vorsichtige Klärung des Darmbereiches nach der Operation und dem dadurch entstandenen Narbengewebe hilfreich sein könnte. Einer gynäkologischen Krebsvorsorge stimmte ich ebenfalls zu. Mir war es wichtig zu wissen, wie sich mein Körper mit dem doch ziemlich brutalen Verlust des rechten Eierstocks abgefunden hatte. Außerdem, das war ein weiteres Argument für die Darmspiegelung, wünschte ich mir Kontakt zu dem Arzt, der mir damals sehr einfühlsam und für mich positiv die Krebsdiagnose mitgeteilt hatte. Ich wollte mich für seine behutsamen und trotzdem aufbauenden Worte bedanken, sicherlich hätte es in meinem Fall auch schlimmer „rübergebracht" werden können. Das Danke wurde zögerlich von ihm angenommen („das war doch selbstverständlich?!") und insgesamt verliefen beide Untersuchungen sehr gut, ich war völlig gesund. Nun konnte ich mich gestärkt an das nachträgliche Gespräch mit meinem damaligen Gastroenterologen machen. Es war der Arzt, der zwar meine Entscheidung gegen eine Chemotherapie akzeptiert hatte, dessen Geschichte von seiner österreichischen Tante aber, die vier Jahre nach ihrem ersten Darmtumor an einem Rezidiv verstorben war, mir Angst gemacht und im Unterbewusstsein für immerwährendes Misstrauen gesorgt hatte. Ich berichtete ihm kurz vom „Sommertheater" mit meinem Rücken und den vermuteten Knochenmetastasen. Er hörte aufmerksam zu, bat dann noch einmal um eine Blutabnahme, da die Sprechstundenhelferinnen angeblich etwas Entscheidendes vergessen hatten. Bei der Verabschiedung hielt er einen Moment inne, um mir dann jovial mitzuteilen, ich brauche mir keine Sorgen zu machen, zusätzlich zu den diversen Bluttests habe er nochmals eine Untersuchung des Blutes in Hinblick auf meine Knochenwerte angeordnet. Nur zu meiner Beruhigung, versicherte er und klopfte mir fröhlich beim Rausgehen auf den Arm. Die Wut kam erst, als ich schon fast vor der eigenen Haustür stand, fast 50 Kilometer von der Arztpraxis entfernt. Was für eine Unverschämtheit! Zu meiner Beruhigung? Hatte er nicht zugehört, hatte ich nicht ausdrücklich erzählt von dem empörenden Schwachsinn meines Kliniktages vor dem Urlaub? Und überhaupt, warum müssen sie immer auf Armen oder Schultern herum klopfen, wenn sie Schwachsinn von sich geben? Ich entschied, dorthin nicht mehr zu gehen. Wieder ein Arzt, mit dem ich heute nicht mehr zusammenarbeite, auf dessen Dienstleistung ich verzichte.

Mündige Patienten wären ein großes Ziel,

Leute ohne Rückgrat haben wir schon zu viel!

(In Anlehnung an B. Wegener: „Sind so kleine Hände")

In der Oberpfalz, Ende 2012

Das Leben ging seinen Gang, wir lebten zufrieden mit uns im kleinen Häuschen. Unsere Zeit verbrachten wir mit Arbeit, mit dem Kontakt zu unseren Kindern, einzelnen Freunden, die Welt war nicht immer rosig und trotzdem schön. Ich hatte die Traumatherapie - Ausbildung fertig absolviert und nun auch die Arbeitserlaubnis dafür erhalten. Daneben besuchte ich einige META-Medizin-Seminare, lernte neue und höchst interessante Menschen kennen, war nur noch selten beruflich unterwegs, weil ich seit den Krisenjahren eine verstärkte Sehnsucht verspürte nach dem, was ich „Zuhause" nenne. Dazu gehörten in erster Linie mein Mann, unser immer noch neues und schönes Haus, die zwei Katzen und unsere treue Hündin, die ihr Tierreich mit Liebe und Hingabe zusammenhält. Es war alles in allem eine gute Zeit, auch wenn sich manche Krisen und Probleme von unserer Seite nicht beseitigen ließen. Eines Abend, es war noch 2012, kam ich aus meiner Praxis, war mehr als geschafft, ein anstrengender und emotional bewegter Tag lag hinter mir. Zunächst versorgte ich die Tiere, ging ich mit dem Hund seinen Rundgang und ließ mich dann erleichtert in der Küche nieder, um mir selbst Essen zu bereiten. Ich schaltete den Fernseher ein, nach der Tagesschau war ein Tatortkrimi angekündigt, den ich noch nicht kannte. Der Abend versprach unterhaltsam und entspannend zu werden. Die ersten Schlagzeilen des Tages kamen, als ich plötzlich Stiche am rechten Oberbauch verspürte. Ich tippte zunächst auf Blähungen, stand auf, um mich ein wenig zu lockern. Kurze Zeit später kamen die Stiche erneut, wurden in kürzeren Abständen gemeiner und heftiger. Der Krimi begann, doch mir war alle Aufmerksamkeit entzogen, ich hatte ein merkwürdiges Déjà-vu, erinnerte mich doch dieser intervallartige Schmerz ganz stark an die Wehentätigkeiten während meiner beiden Entbindungen. In mir wurde alles ruhig, ich begann meine Fahrt in die Klinik der benachbarten Großstadt zu planen. Mehrere Termine mussten eventuell den nächsten Tag abgesagt, ein paar Dinge für einen Klinikaufenthalt eingepackt und mitgenommen werden. Ich arbeite mit den Intervallen, wenn der Schmerz kam, ruhte ich, wenn er vorüber war, organisierte ich weiter. Die Hündin brachte ich zur Nachbarin, an der Tankstelle musste ich Minuten innehalten, weil die Krämpfe so stark unter dem rechten Rippenbogen lagen und selbst der Druck durch beide Hände keine Erleichterung brachte. Ich fuhr die Strecke allein, auf dem Parkplatz der Notfallambulanz rief ich meinen besten Freund, der in der Nähe wohnte, an und bat ihn, zur Klinik zu kommen. Dann machte ich mich auf den Weg ins neue Gebäude. Eine resolute, leicht herrisch wirkende Krankenschwester nahm meine Versichertenkarte in Empfang, „Schon mal irgend etwas mit Darm, Magen, Galle oder Leber zu tun gehabt?", „Nein", ich schüttelte spontan den Kopf. Dir erzähle ich gar nichts, dachte ich so bei mir. Der Wartebereich war für diese späte Abendzeit relativ gefüllt, eine humpelnde Frau saß in Abendgarderobe neben ihrem Mann, eine eher lustige, iranisch scheinende Männertruppe brachte einen Freund und wartete mit ihm gemeinsam auf das Erscheinen eines Arztes. Ich wurde in ein Behandlungszimmer gebeten, sollte schon mal das T-Shirt ausziehen, um den Bauch für die Untersuchung frei zu machen. Eine junge Ärztin, blond und gut aussehend, kam zur Tür herein, ließ sich meine Beschwerden schildern und zeigte auf meine Narben der Darmoperation. „Und was ist das?" Ich berichtete von der OP 2008 und endete mit den Worten: „Das wollte ich im Eingangsbereich an der Rezeption nicht gleich so erzählen, wollte der Paranoia keinen Vorschub leisten." Sie sah mich kurz und direkt an, blickte mir tief in die Augen und sagte: „Na, dann wollen wir die Paranoia auch mal schön draußen lassen, oder?" In genau diesem Moment war es mit meiner persönlichen paranoiden Haltung gegenüber den Schulmedizinern vorbei, dieser Satz war Balsam für meine sich verfolgt fühlende Seele. Keine Fragen, keine unnötigen Erklärungen, die Dame machte ihren Job, und den machte sie gut. Kurz vor Mitternacht gab es Befunde. Es war eine schmerzhafte Gallenkolik gewesen, die sich von Stunde zu Stunde aber normalisierte und mit den Schmerzen Stunden vorher bei mir zuhause nicht vergleichbar waren. Da ich gegessen hatte und damit die Gallenblase voll war, war nicht zu erkennen gewesen, ob es einen oder mehrere Gallensteine gegeben hatte, die Ärztin tippte auf den Abgang von Grieß. Erst als die Ärztin mir einen weiteren, eher zufällig gemachten Befund mitteilte, wurde mir schlagartig der Konflikt-Hintergrund klar. Es wurde eine starke Blasenentzündung anhand des untersuchten Urins festgestellt. Verdutzt antwortete ich „Ja, das kann möglich sein, stimmt!" Ich hatte Revierärger und symbolisch gesehen auch Reviermarkierungsprobleme gehabt, allerdings schon mehrere Monate vorher. Hier muss ich noch einmal kurz auf die Erkenntnisse der Neuen Medizin zurückgreifen, damit dies verständlich werden kann.

Diese Konfliktinhalte, die mit dem Thema „Revier" zusammenhängen, und ihre biologischen Programme werden von der Großhirnrinde gesteuert und weisen im Gegensatz zu den von Stammhirn oder Kleinhirn gesteuerten biologischen Programmen eine Besonderheit auf. So wie im Falle meines Bandscheibenvorfalles bzw. Knochenkrebses wird in der Phase des aktiven Konfliktes mit *Zellabbau* gearbeitet, nach erfolgter Konfliktlösung in der Reparaturphase mit *Zellaufbau*. Was war passiert? Ende des Jahres 2011 flatterte kurz vor dem Weihnachtsfest ein anwaltlicher Brief ins Haus, hierin wurde von der Exfrau meines Mannes erhöhter Unterhalt gefordert, gleichzeitig sollte er ihre hohe Steuernachzahlung ausgleichen. Peng! Bis zu dem Moment, wo mein Mann sich entschied, ebenfalls eine Anwältin zur rechtlichen Vertretung zu engagieren, gab es nur ein bestimmendes Thema bei uns im Haus. Die Ex und das ständige Ärgernis, die von dieser mehr oder weniger vermögenden Frau in unser Haus gebracht wurde. Statt in den Kontakt, in ein etwaiges klärendes Gespräch zu gehen, wurde von ihrer Seite sofort ein Anwalt eingeschaltet, der in höchst befremdlicher Art und Weise agierte und Druck aufbaute. Ich weiß in meiner nachträglichen Aufarbeitung des Erlebten, dass ich es irgendwann einmal so formuliert hatte, dass ich den Eindruck hätte, sie dränge in mein Revier ein. Im weiteren Verlauf der Debatten und Diskussionen erinnerte ich mich an Sätze von mir, die da hießen „Ich pinkle der doch auch nicht vor die Haustür oder in den Wohnbereich!" Gemeint war das Eindringen in unseren Beziehungsbereich, in unseren privaten Bereich, das ich deutlich als grenzüberschreitend wahrgenommen hatte. Wir erörterten sogar die Frage, ob wir uns das Haus mit der finanziellen Belastung überhaupt noch leisten konnten, wenn die Ex mit ihren unverschämten Forderungen Recht bekäme. Ich kann bis heute nicht sagen, wann die Konfliktlösung eintrat. War es der Moment, wo ich das Thema einfach nicht mehr hören wollte? War es der

Augenblick, wo wir den Kampf in die Hände unserer Anwältin gaben und ich unser Schicksal nach oben in andere Sphären? Egal wodurch oder in welcher Situation, ich ging in eine Lösungsphase. In dieser wurden wohl die ulzerierten Bereiche der Gallengänge sowie der Blasenschleimhaut repariert, „geflickt", wie ich mir unmedizinisch vorstellte. Ich ging davon aus, dass es zu Schwellungen kam und an diesen Stellen zu einem Wiederaufbau des Gewebes. Nachträglich war dieser Notfalleinsatz in dem großstädtischen Krankenhaus für mich aus zweierlei Gründen gut und wichtig. Erstens zeigte es mir, dass die anstrengende Phase meines früheren „Reinhorchens" in meinen Körper mit der fast ängstlichen Grundhaltung „Ich muss alles kontrollieren" vorbei war. Ich hatte diesen Konflikten keine weitere Beachtung geschenkt, nachdem sie für mich abgeschlossen waren. Trotzdem taten mein Gehirn, mein Nervensystem, meine Organe ohne bewusste Veranlassung alles, um den Zustand von Gesundheit in meinem Körper wiederherzustellen. Das war gut, weise und richtig.

Die zweite Erkenntnis allerdings war noch ungleich positiver für mich. Ich hatte bei der jungen Notfallambulanz-Ärztin zum allerersten Mal einen Menschen getroffen, der dieser paranoiden Haltung nicht aufgesessen war, der mit einem wissenden Blick und einem leichten Lächeln die Paranoia in

Bezug auf Krebs im wahrsten Sinne des Wortes vor die Kliniktür verbannt hatte. Eine für mich vertrauensbildende Maßnahme, die mir Hoffnung auf eine Zukunft gibt, in der auch Schulmediziner sich die Erkenntnisse der 5 Biologischen Naturgesetze zu eigen machen und ihr Handeln im Interesse der zu behandelnden Menschen danach ausrichten.

Matala, Kreta 2012

Nach wie vor bin ich oft noch sehr skeptisch, wenn von schulmedizinischer Seite von Behandlungserfolgen in Bezug auf Krebs berichtet wird. Meiner Meinung nach war entweder der Körper des Menschen schon durch eine erfolgte Konfliktlösung in die Reparaturphase seines Körpers gegangen und hatte sie erfolgreich abgeschlossen. Dann wäre der Mensch auch ohne weiteres ärztliches Eingreifen gesundet. Oder dieser Mensch steckt mitten in der Reparaturphase, leidet unter Schmerzen, Schwellungen, Fieber und sucht nun medizinische Hilfe und erhält einen niederschmetternden Befund wie Krebs. Oftmals ist es auch so, dass die gerade ablaufende Heilungsphase durch die Gabe von Antibiotika oder gar Zytostatika gestoppt wird. Nun geht der Körper wieder in einen Stresszustand, lässt seine eigene Heilung damit stagnieren und beginnt mit der Wiederherstellung von vorne, wenn die Giftgaben beendet sind. Hierbei ist es wichtig zu bedenken, dass bei biologischen Programmen, die in der konfliktaktiven Phase einen Zellaufbau haben, der Tumor hinterher weiterwachsen kann. Oft entscheiden dann die behandelnden Schulmediziner nach dem nächsten MRT die Fortführung der chemischen Gift-Infusionen und das unselige Wechselspiel von Stress- und Wiederherstellungsphase beginnt von Neuem.

Weil dieser Prozess durch die Schulmedizin nicht erkannt wird, sind die Folgen sehr zum Nachteil der behandelten Patienten, deren Lebensqualität vor die Hunde geht und deren Körper ständig an Kraft und Immunstärke verliert.

Bei den biologischen Programmen, die ein Zellminus in der konfliktaktiven Phase zu verzeichnen haben, wird die Reparatur des Zellgewebes gestört, was zwar von Schmerzfreiheit und Schwellungsrückgang begleitet und deshalb sogar von den meisten Menschen als positiv bewertet wird. Leider kommt es damit aber dann auch nicht zu einer vollständigen Heilung. Wichtig ist in diesem Fall auch anzumerken, dass weitere Tumore, die Schulmedizin spricht hier von Metastasen, nicht als Folge einer Wanderung oder Streuung von Tumorzellen zu sehen sind. Völliger Unsinn, denn wer die Verläufe von sich oder ihm bekannten Menschen genau beobachtet, kommt aus eigener Erfahrung sehr schnell zu anderen, viel wertvolleren Schlüssen, weil der Verlauf sich explizit aus dem biologischen Programm vorhersehen lässt. So wie mein Darmkarzinom fast zu einem Darmverschluss geführt hatte, war mein Folgekonflikt die Angst zu verhungern, und dies zeigte sich relativ schnell in der Leber. Glücklicherweise nur durch eine Zyste, bei langfristiger starker Angst zu verhungern wäre mit Sicherheit ein Leberkarzinom daraus geworden. Natürlich gibt es ernstzunehmende Zweit- oder

Drittkonflikte, die sich an die schon problematische und traumatisierende Diagnose anschließen.

Gründe dafür sind zu finden in:

- unsensiblen Diagnosestellungen ausgelöster Todesangst
- erhöhtem Stress durch schmerzhafte medizinische Behandlungen
- massiven Selbstwerteinbrüchen bei Verunstaltungen durch Amputationen, Verstümmelungen, große Vernarbungen
- Frontalangst vor erneuter todbringender Diagnose und vieles mehr.

Ich war selbst bei den Seminaren über das Biologische Heilwissen im Tölzer Land fasziniert von der Kompetenz des leitenden Heilpraktikers. Mir haben die grafischen Beschreibungen der Verläufe mit genauen Daten der Konfliktentstehung und dem Zeitpunkt der Konfliktlösung sehr geholfen, das Prinzip der biologischen Gesetze zu verstehen. Nichts hilft meiner Meinung nach mehr gegen die lähmende Angst als das Wissen, wodurch ein Tumor entstanden ist und wann und wodurch er abgebaut und/oder verkapselt wird. Erst dann sind wir frei, Alternativen zu wählen uns ggf. für eine Operation oder ein anderes Vorgehen zu entscheiden.

Wenn wir nur verstehen würden, wie zwingend logisch unser Körper antwortet, wie in seinem archaischen Wirken sinnvoll die ablaufenden Programme funktionieren, wären wir einen ganzen Schritt weiter, würden in Kooperation mit dem Physischen sein und nicht gegen seine eigene Heilung arbeiten.

Mich verblüfft zudem immer wieder die individuell unterschiedliche Reaktion unseres Körpers, je nach der eigenen gedanklichen und emotionalen Bewertung des Konfliktes.

Hierzu ein Beispiel:
Das kleine Kind einer jungen Mutter reißt sich von ihrer Hand los, läuft auf die Straße und wird von einem Auto erfasst und angefahren. So furchtbar dieses Beispiel ist, nun können aus diesem Unglücksfall mehrere alternative „Krankheiten" (wie wir es heute noch nennen) bei der jungen Mutter entstehen:

➤ ein Brusttumor in den Milchgängen (Sorge-Konflikt wegen des Kindes),
➤ ein Brusttumor im Gewebe (möglicher Trennungs-Konflikt wegen des Kindes)
➤ eine Lähmung des Armes (Thema des Nicht-festhalten-Könnens),
➤ ein Selbstwerteinbruch im Knochen („Ich bin eine

schlechte Mutter")
- ein Schreckangst-Konflikt mit eventuell anschließendem
- Kehlkopfkarzinom

  oder, oder, oder …

Hier sind die unterschiedlichsten biologischen Programme möglich, die aufgrund eines Schocks in den für sie relevanten Hirnteilen ausgelöst werden und deren Verlauf von dort gesteuert wird. Entscheidend ist, wie die junge Mutter auf diesen Vorfall emotional und gedanklich reagiert. Deshalb sind Generalisierungen möglichst zu vermeiden, denn jeder Mensch hat vor seinem persönlichen Hintergrund seine eigenen Interpretationen des Geschehens. Die Neue Medizin/META-Medizin oder das Biologische Heilwissen sucht im Gespräch mit den betroffenen Menschen die Erklärung für das Schockerleben sowie den Verlauf der psychischen und physischen Symptome und stellt es in einen Gesamtzusammenhang, damit sich Angst und Panik reduzieren lassen.

Im Anhang verweise ich nochmal zusammengefasst auf die 5 Naturgesetze mit ihren biologischen Programmen, die von den unterschiedlichen Hirnteilen gesteuert werden. Immer jedoch – das ist gedanklich festzuhalten – wird dann reagiert mit den zwei Phasen von Konfliktaktivität und der späteren Konfliktlösung mit der körperlichen Reaktion des Zellwachstums oder des Zellabbaus.

An allen Heilungsprozessen, die der Körper seit Jahrtausenden kennt, sind Mikroorganismen beteiligt. Wir brauchen diese kleinen Helfer und Bakterien, sie sind die „innere Gesundheitspolizei". Ich bin relativ sicher, dass ein Abbau meines Darmtumors mit genügend Tuberkelbakterien zur anschließenden Verkäsung desselben geführt hätte. Nun fehlten mir eben diese Wohltäter, die mir wohl durch die damals normale TBC-„Schutz"-Impfung im frühen Alter von sechs Jahren abhandengekommen waren. Nichts ist schlimmer als voreilige negative Rückschlüsse auf unsere hilfreichen Freunde und Helfer, die so klug und geschickt von unserer Schaltzentrale im Gehirn ihren Einsatzbefehl erhalten. Natürlich sind Bakterien und Mikroorganismen am Werk, wenn es darum geht, Krankes und Ungesundes in unserem Körper abzubauen. Das ist ihr Job und dafür werden sie von unserer Einsatzzentrale Gehirn eingesetzt. Und natürlich sind sie dann zu finden, wenn sich der Körper in der Reparaturphase zur Wiederherstellung von dem, was wir Gesundheit nennen, befindet.

Wie heißt es im Zusammenhang mit dem Wirken von Mikroorganismen im Körper immer wieder so schön bei Dr. Hamer und wird von allen ihm folgenden Heilkundlern so oder so ähnlich zitiert:

Nur weil bei 100% der Brände auch die Feuerwehr im Einsatz ist, gehen wir doch nicht gleich davon aus, dass die Feuerwehrleute selbst den Brand gelegt haben!

SCHLUSSWORT

Ich bin dankbar und froh, dass ich mir die Geschichte meiner letzten fünf Jahre im wahrsten Sinne des Wortes von der Seele schreiben konnte, und ich hoffe sehr, dass einige von meinen Leserinnen und Lesern von meinem Buch auf die eine oder andere Weise profitieren können. Oft wurde ich von anderen Seminarteilnehmern gebeten, meine Erfahrungen und Klinikerlebnisse niederzuschreiben, für andere Menschen zugänglich zu machen. Mein Sträuben damals hatte den einfachen Grund, dass ich es mir nicht zutraute, dass ich meinte, ich müsse profundes medizinisches Wissen haben, um die Grundlagen der 5 Naturgesetze darzustellen. Heute weiß ich, darum geht es nicht. Ich habe mich aus dem Vergleich mit meinen hochbegabten Ausbildern, so unterschiedlich sie auch im Einzelnen, waren, gelöst. Sie haben etwas, was ich nicht habe, und ich habe etwas, was sie nicht haben. Mich unterscheidet vor allem das persönlich Erlebte, das persönlich von mir Gefühlte. Ich habe meine Betroffenheit aus meinem eigenen Erfahrungshintergrund heraus. Es war für mich schlimm genug, zu erfahren, dass ich Krebs hatte. Ausgerechnet ich, die immer so besonders stolz auf meinen bewussten Umgang mit mir und meinem Körper war. Und nun die nicht zu beschönigende Tatsache, dass in mir ein Tumor wucherte, dass seine tödlichen Zellen schon Lymphe und Leber befallen hatten? Ich war traumatisiert und hatte vor allem ein schlechtes Gewissen, nagende Schuldgefühle mir und den Menschen, die ich liebte, gegenüber. Dies brachte mich zu der dreiwöchigen alternativen ganzheitlichen Therapie mit dem Kennenlernen dem Ioneninduktionsgerät PapImi, Fieberbehandlung und den hochdosierten Vitamin-C-Infusionen. Mein Instinkt sagte mir jedoch, dass es da noch etwas anderes gab, dass hinter allem, was mein Körper so „aussheckte", irgendein besonderer Sinn steckte, den es zu ergründen galt. Ich war getrieben von der Suche nach „Wahrheit", nach dem inneren Prinzip, dass mich krank gemacht hatte *und* in dem ich die Chance vermutete, wieder zu gesunden. Dazu kam die eher mich völlig abschreckende Reaktion der behandelnden Ärzte, die mir Behandlungen in Aussicht stellten, von denen ich ganz sicher wusste, dass sie bestenfalls schädlich, schlimmstenfalls tödlich sein würden. Ich weiß nicht, ob Sie das Gefühl kennen: Sie stehen an einem Abgrund, der Graben ist tief und Ihnen wird mit völligem Engagement der Sprung in die Tiefe empfohlen. Lächelnd, mit dem Tenor der Überzeugung und den Worten „Ich weiß genau, was für Sie gut ist" werden Sie zum Sprung aufgefordert. Alle

Instinkte, alle Wahrnehmungen – besonders der visuelle Sinn – sagen Ihnen „Achtung, Gefahr! Sofort zurücktreten!" Doch sobald Sie das tun, kommen die vermeintlich Guten, die Wissenden, die Experten und halten Sie fest, zerren an Ihrer Kleidung, betören Sie mit wundersamen Geschichten, locken mit kleinen Aufmerksamkeiten. Oftmals werden sogar versteckte bis offene Drohungen geäußert, je weiter Sie sich vom Abgrund entfernen und damit wieder in Richtung „sicheres Terrain" flüchten. Manchmal wird versucht über die Angehörigen oder den Partner, wie in meinem Fall, den psychischen Druck auf den krebskranken Menschen zu erhöhen, damit einer Giftbehandlung zugestimmt wird.

Es gab eine lange Zeit, da war das Gefühl in mir präsent:

Ich sterbe. Es bringt mich um. Sie bringen mich um.

Gutgemeinte Ratschläge verwandelten sich so in Drohungen, vor allem, wenn das Risiko meines möglichen Todes durch die „Behandlung" verschwiegen wurde. Oft fragte ich mich, wer denn nun „verrückt" sei. Ich, die ein Leben ohne Senfgasderivate und ähnliches ungesunde Zeug wollte? Oder die behandelnden Ärzte, die meinten, ohne Zytostatika sei mein Leben mehr als gefährdet und ohne das Gift habe ich sowieso keine Chance zu überleben!

Was ich als besonders quälend empfand und was mich heute immer noch wütend macht, ist die Tatsache, dass sie, d. h. die mich behandelnden Mediziner und ihre Helferinnen und Helfer, alle in irgendeiner Form mit meiner Angst gespielt haben, indem sie sie entweder erzeugt oder ihr in irgendeiner Form Nahrung gaben oder sie künstlich aufblähten. Dies geschah in Form von katastrophischen Befürchtungen („Wenn Sie nicht, dann …") oder realen Todesgeschichten wie im Fall der österreichischen Tante des Gastroenterologen. Ich frage mich heute immer noch: Was wäre gewesen, wenn mein so sympathisch wirkender Operateur damals gesagt hätte: „Liebe Frau Bott, ich bin sicher, wir kriegen die Tumorzellen weg. Ob Sie das dann allerdings noch erleben, kann ich Ihnen leider nicht sagen!" Mich macht es traurig, hilflos, wütend, weil ich weiß, das so viele von den an Krebs oder den „Therapien" Gestorbenen noch leben könnten, wenn sie einen anderen Weg gegangen wären. Einen Weg, der mich zu maximaler Gesundheit und zur tiefen Einsicht in die phänomenalen Heilungskräfte meines Körpers geführt hat. Mittlerweile kenne ich einige Mediziner, die sich mit der Neuen Medizin intensiv beschäftigen, die den Scheinhypothesen und Informationen der Pharmakonzerne keinen oder nur geringen Glauben schenken.

Trotz alledem: Das Geschäft mit dem Tod floriert! Die Umsätze der Pharmakonzerne mit Giftgasinfusionen und ihren Derivaten wie 5-FU und Folfox u. a., z. B. im „Kampfeinsatz" gegen Darmkrebs, erreichen astronomische Zugewinne und steigen von Jahr zu Jahr (vgl. hierzu L. Hirneise, Chemotherapie heilt Krebs und die Erde ist eine Scheibe). Wer hier nicht an Interessenkonflikte besonderer Art glaubt, ist naiv angesichts solchen Irrsinns.

Und immer wieder frage ich mich: Wo sind die Lehrenden an den medizinischen Universitäten, die Abstand nehmen von der paranoiden Vorstellung entarteter bösartiger Zellen und die dem menschlichen Körper ein intelligentes, das System erhaltendes Handeln zubilligen? Wo sind die angehenden Naturwissenschaftlerinnen und -wissenschaftler, die die vorliegenden Biologischen Naturgesetze überprüfen und verifizieren, auch wenn ihnen die Pharmaindustrie als großer Kontrahent gegenübersteht? Warum sponsert ein medizinisches System, das sich der Gesundheit verpflichtet fühlt, weltweit die Beerdigungsunternehmen dieser Welt? In einem meiner META-Medizin-Seminare kursierte eine wohl schon 1000-fach kopierte Seite der Rede eines Arztes während eines alternativen Krebskongresses, der sich mit der Frage beschäftigte, ob „zu viel Arzt" für Patienten vielleicht auch gar nicht so gut sei. Ich zitiere aus diesem Vortrag, obwohl ich nicht sagen kann, von wem diese Zeilen stammen. Aber sie lassen uns nachdenklich zurück:

„Als die Ärzte in Israel für zwei Monate streikten, ist die Anzahl der Bestattungen um 50% zurückgegangen. Als die Ärzte in Kolumbien für einen Monat streikten, ging die Anzahl der Bestattungen um 38% zurück, und auch als in England die Ärzte für einen Monat streikten, soll auch dort die Anzahl der Bestattungen um 40% zurückgegangen sein. Somit stellt sich die Frage, sollten wir Ärzte vielleicht in einen Dauerstreik oder in den ewigen Urlaub gehen?"

Mich berühren die unendlich vielen Opfer der staatstragenden Medizin, dieser Schmerz, diese Angst, dieses Leid, was sich auf Familien, auf Paare, Eltern, Freunde, Großeltern, Kollegen und viele andere legt, die der Aussage ihrer Ärzte „Der Feind heißt Krebs" hundertprozentig Glauben schenkten. Früher hielt ich den Beruf eines Immobilienmaklers für unsinnig und musste mühsam lernen, dass es tatsächlich Menschen gibt, die diese Dienste benötigen. Heute frage ich mich allen Ernstes, wozu es Onkologen braucht?

Ich träume von einer Zeit, in der Menschen ein Wissen um den

Ablauf ihrer Erkrankung haben, Menschen, die dann Krankheit oder Erkrankung als das sehen, was es in Wirklichkeit ist: eine Phase zur Wiederherstellung von Gesundheit. Eine Reparaturphase, die Zeit benötigt und in der wir den notwendigen Reparaturarbeiten des Körpers gelassen entgegensehen. Manchmal hilft ein Schmerzmittel, manchmal helfen einfach Ruhe, Bewegungslosigkeit und immer, wirklich immer hilft liebevolle Unterstützung.

Von einem Arzt aus Süddeutschland bekam ich folgende wirklich großartige Geschichte berichtet, die ich an das Ende meiner Erzählung setzen möchte und mit der ich allen direkt oder indirekt von einer Krebserkrankung Betroffenen Mut machen möchte. Wie mir versichert wurde, hat sie sich so oder ganz ähnlich wirklich abgespielt:

Ein Mann kommt zum Arzt, lässt sich wegen Magenproblemen untersuchen. Es wird Krebs festgestellt, diverse innere Organe sind betroffen. Alles ist inoperabel, dem Mann wird von seinem behandelnden Arzt mitgeteilt, er möge nach Hause gehen, seine noch zu erledigenden Dinge richten, es sei höchstens mit ein bis zwei Monaten zu rechnen, bis der Krebs ihm den Garaus bereite. Der Mann geht nach Hause, stellt sich mit seiner Frau auf das Sterben ein. 17 Jahre später kommt eben dieser Mann zum gleichen Arzt, beide sind älter geworden. Der Arzt fragt den Patienten, was er denn für ihn tun könne. Er habe Gallenprobleme, er bräuchte wohl eine Operation. Dem ist auch so, die Galle soll entfernt werden. Da stutzt der Arzt plötzlich und fragt den Patienten, woher er ihn kenne, er käme ihm so bekannt vor. Ja, sagt der ältere Mann, er sei doch vor 17 Jahren von ihm nach Hause zum Sterben geschickt worden. Er als Arzt habe damals nichts mehr für ihn tun können. „Ja und – was haben Sie gemacht?", fragt der Arzt völlig überrascht, denn er kann sich an diesen Fall auch noch gut erinnern, schließlich war er lange Jahre der Hausarzt der ganzen Familie gewesen. Ja, sagt der Mann, er habe getan, was ihm der Arzt aufgetragen habe, sein Testament gemacht, alle Familienmitglieder verabschiedet, seinem Kleingartenverein gekündigt und seinen Freunden vom Stammtisch einen letzten Schoppen Wein ausgegeben. Dann sei der Winter bald vorbei gewesen, dann sei das Frühjahr gekommen und dann – irgendwann mit Beginn des Sommers – da habe er seiner Frau dann gesagt, er habe die Warterei auf den Tod satt. „Und dann?", fragt ihn der Arzt. Ja, dann habe er seinen Kleingartenverein wieder angemeldet, habe den Boden neu bestellt und gepflanzt und seinen wöchentlichen Stammtisch wieder aufgenommen. Bis auf diese verzwickte Galle habe es ihm in den vergangenen Jahren auch an nichts gefehlt.

Dem ist nichts hinzuzufügen. Bleiben Sie gesund!

Matala, Kreta, im September 2012

Danksagung

Zunächst möchte ich mich bei meinem liebsten Mann bedanken, der mir die Möglichkeit gab, diesen Monat Auszeit für das Schreiben dieser Erzählung zu nehmen. Ihm ist es zu verdanken, dass unser Haus, meine Praxis, die Tiere und Pflanzen versorgt wurden und ich nach meiner Rückkehr offene, liebevolle Arme und ein schönes Zuhause wiederfinden konnte.

Gleichermaßen bedanke ich mich bei meinen Kindern für ihre Liebe und echte Zuneigung, die mir die Kraft gab, dieses Buch zu schreiben. Dieser Dank gilt auch meinem allerbesten Freund, der unermüdlich und geduldig dem jetzigen Buch seine Form und Fassung gab.

Meinen Klienten und Klientinnen ist Dank geschuldet, weil sie mich trotz ihrer zum Teil sehr dringlichen persönlichen Problemlagen gehen ließen und mir für die Schreibarbeit Glück wünschten.

Allen Medizinern, Heilpraktikern, Dozenten und Heilern, die die 5 Biologischen Naturgesetze verbreiten, vermitteln und lehren, hier meine größte Hochachtung dafür. Diese mutige und aufrechte Aufklärungsarbeit ist deshalb so besonders wertvoll einzuschätzen, weil viele von ihnen staatlichen, juristischen Repressalien ausgesetzt sind oder waren, ihnen mit dem Entzug der Approbation oder sogar finanziellen Schwierigkeiten gedroht wurde. Trotzdem lehren und schulen sie weiter, bringen die 5 Biologischen Naturgesetze in die Köpfe und Herzen der Menschen.

Mein besonderer Dank geht an Dr. Ryke Hamer, ohne dessen Beharrlichkeit und intensivste jahrzehntelange Forschungen diese 5 Biologischen Naturgesetze nicht in dieser Form für eine breite Öffentlichkeit aufgearbeitet und aus sich heraus völlig verständlich vorliegen würden. Ich habe ihm mein Vertrauen in meinen Körper, in dessen eigene heilerische Kompetenz zu verdanken.

WIDMUNG

Ich widme diese Erzählung den Frauen in meiner Familie mütterlicherseits, die in den Zeiten des NS-Regimes gegen Krieg und Willkür gekämpft haben, die meine unvergleichliche Mutter und damit auch mich ausgestattet haben mit einem klaren, gesunden Menschenverstand, genügend Instinkt, um das Richtige vom Falschen zu unterscheiden, und dem Mut, **NEIN** zu sagen.

ANHANG

1. Die 5 Biologischen Naturgesetze nach Dr. Ryke Hamer
2. Leitfaden für Menschen mit Krebs
3. **Literaturempfehlungen**

1. Die 5 Biologischen Naturgesetze

Das erste Biologische Naturgesetz sagt aus, dass am Anfang einer Erkrankung ein sogenannter „Konflikt-Schock" steht. Dieser trifft uns unvorbereitet, „völlig auf dem verkehrten Fuß", ist meist emotional hochdramatisch, d. h., wir reagieren völlig belastet. Außerdem wirkt der Konflikt-Schock oft isolativ, d. h., wir können über unsere eigentlichen Gefühle schwer sprechen. Wichtig ist hierbei nicht die Stärke des Konflikts, sondern das plötzliche Eintreten, dass nicht Erahnte, nicht Erwartete. Mit dem Eintreten des Konflikt-Schocks wird ein so genanntes biologisches Programm ausgelöst, das sich fast zeitgleich auf vier Ebenen zeigt:

im Gehirn, in der Psyche, im Nervensystem, im bzw. am Organ.

Genauer ausgeführt:

1. Einschlag im Gehirn, schießscheibenförmige Konfiguration in dem Hirnteil, der für diese Konflikte zuständig ist (mit CT lesbar)
2. Starke Gefühle, Geschockt-Sein, Zwangsdenken, Unruhe, Nervosität
3. Das autonome Nervensystem reagiert zunächst mit einer konfliktaktiven Stressphase, der Mensch wird hier von dem sympathikotonen System beeinflusst, dieses zeigt sich durch kalte Hände und Füße, zwanghaftes Denken, kreisend um den Konfliktinhalt, Schlaflosigkeit und mangelnden Appetit
4. Am Organ: Zell-Plus oder Zell-Minus je nach biologischem Programm der zuzuordnenden Hirnteile (Stammhirn/Kleinhirn/Großhirn-Marklager/Großhirnrinde)

Wichtig zur Einschätzung des Konfliktes und des Inhaltes ist die Händigkeit des jeweiligen Menschen. Hier gibt es eine einfache Regel, die unabhängig von Männern und Frauen für alle gilt: Bei der Linkshänderin (wie in meinem Fall) ist die linke Seite die so genannte PARTNER-Seite, hier sind alle gemeint, mit denen ich in irgendeiner Form in irgendeiner Partnerschaft stehe. Lebens- und Geschäftspartner, Freunde,

Feinde, Haustiere, Verwandte, Nachbarn und Kollegen gehören auf meine linke Körperseite. Die rechte Seite ist die Mutter-Kind-Seite, hier sind alle Menschen und auch Tiere gemeint, für die ich in irgendeiner Form Fürsorge empfinde. Bei den Rechtshändern ist es genau andersherum: Rechts ist die Partner-Seite, links die Mutter-Kind-Seite. Je nachdem, auf welcher Seite wir nun Symptome wahrnehmen, ist ein Konflikt mit dem für die Seite zuständigen Menschen oder auch Tier ursächlich. Zum Beispiel hatte ich auf der linken Seite viele Wochen lang starke Schmerzen, konnte kaum laufen, selbst gehen fiel mir schwer. Dies ist meine Partnerschafts-Seite und ich hatte damals tatsächlich ein Problem mit meinem Mann. Innerhalb dieser Ehekrise fragte ich mich, ob ich diese Phase der von außen hereinbrechenden Konflikte mit ihm durchstehen könne oder nicht (Neue Medizin: Organ: Hüfte!). Es würde allerdings den Rahmen dieses Buches sprengen, hier weiter auf die Händigkeit und Zuordnung zu den verschiedenen Organen einzugehen. Es gibt hierfür großartige Literatur, einige Empfehlungen finden Sie am Ende dieses Buches.

Das zweite Biologische Naturgesetz spricht von einer Zwei- oder Mehrphasigkeit des Geschehens, wenn es zu einer Konfliktlösung gekommen ist. Das bedeutet, nach einer erfolgten Konfliktlösung wechselt das autonome Nervensystem vom Stress-Modus in den vagotonen Zustand. Ab jetzt hat der betroffene Mensch warme Hände oder Füße, eventuell leichtes oder höheres Fieber, der Appetit kehrt zurück, der psychische Allgemeinzustand verbessert sich, das Zwangsdenken hat aufgehört. Deutlichstes Zeichen sind große Müdigkeit und ein meist unangenehm riechender Nachtschweiß. In der konfliktgelösten Phase finden wir also das, was wir sonst vor dem Wissen der 5 Biologischen Gesetze mit „Krank-Sein" bezeichnet haben: Schwellungen, Fieber, Entzündungen zeigen die große Reparaturleistung des Körpers. Im Nachtschweiß werden die Abbauprodukte der körpereigenen Reparatur wieder nach außen gebracht, Ziel dieser Phase ist die Wiederherstellung von Gesundheit.

Das dritte Biologische Naturgesetz ist meines Erachtens die bedeutungsvollste Erkenntnis von Dr. R. Hamer. Er fand heraus, dass unsere verschiedenen Gewebearten in unserem Körper unterschiedlich auf Konflikte und die Konflikt-Schocks reagieren, je nachdem in welchem Hirnteil der „Einschlag" passiert ist.

In Kürze zusammengefasst kann man sagen, dass Stammhirn und Kleinhirn (sie bilden unser Althirn) biologische Programme steuern, die in der konfliktaktiven Phase zu

Zellvermehrung, Tumorbildung und/oder Funktionssteigerung des Organs führen. Nach erfolgter Konfliktlösung kommt es zu einem vom Hirn gesteuerten Zell- oder Tumorabbau durch Mykobakterien. Ist dies nicht möglich, weil uns bestimmte Bakterien und/oder Pilze fehlen, kommt es zu einer Verkapselung des Tumors.

In den biologischen Programmen, die von der Großhirnrinde und dem Großhirnmarklager (bilden das Neuhirn) gesteuert werden, finden wir in der konfliktaktiven Phase einen Zellabbau oder eine Ulzerierung (Geschwürbildung) sowie eine Funktionsminderung des betreffenden Organs.

Achtung: Geschwürbildung ist der Abbau von Zellgewebe, wird aber oft fälschlicherweise als Krebsgeschwür bezeichnet. Nach Konfliktlösung erfolgt eine Zellvermehrung des betroffenen Gewebes, um es wieder zu reparieren. Dies hat aber nichts mit dem Zellaufbau von Tumoren o. ä. zu tun, es ist ein körpereigener Heilungsprozess, der uns helfen soll, den geschädigten Zellbereich zu reparieren.

Wichtig: Die meisten Tumore, die entdeckt werden, sind also nach dem 3. Biologischen Naturgesetz schon das Ergebnis einer Konfliktlösung und damit ist das fortschreitende

Wachstum des Zellgewebes beendet oder quasi anhand der Länge und Dauer der konfliktaktiven Phase berechenbar. Hier jetzt mit Kanonen auf Spatzen zu schießen, ist im besten Falle unsinnig, im schlimmsten Fall tödlich.

Es sei denn, es gibt oder gab vorher neue Konflikt-Schocks (z. B. durch unsensible Diagnosestellungen, Trennungen vom Partner wegen Diagnose „Krebs", zusätzliche belastende Umstände, das Entstehen von Todesangst). Dann haben wir es hier auch mit Folgekonflikten und einem vorhersagbaren Ablauf des Konfliktgeschehens zu tun. Auch hier gilt es, die Konflikte auf psychischer und auch realer Ebene möglichst rasch zu lösen, damit der Mensch überleben kann. Falsch verstandener Stolz ist hier im wahrsten Sinne des Wortes tödlich.

Niemals aber ist eine Streuung von Tumorzellen eine Ursache der folgenden Tumore oder Geschwüre. So etwas gibt es nach den 5 Biologischen Naturgesetzen nicht. Jeder Konflikt wird für sich genommen und folgt einem biologischen Programm, das über den speziellen Hirnteil, in dem der „Einschlag" erfolgte, voraussagbar ist.

Das <u>vierte Biologische Naturgesetz</u> besagt, dass wir in uns sinnvolle kleinste Helfer haben, die besonders in der Reparaturphase nach Konfliktlösung in unserem Körper die Arbeit verrichten. Mikroorganismen wie Pilze, Bakterien, Viren (wenn es sie denn gibt) und Pilzbakterien sind unverzichtbare Begleiter in uns, die durch den Hirnteil aktiviert werden, der für das spezielle biologische Programm zuständig ist.

Das <u>fünfte Biologische Naturgesetz</u> nennt sich die Quintessenz und besagt, dass alle biologischen Programme einen sinnvollen Zweck erfüllen. So schwer es uns fallen mag, dies zu verstehen, keine Erkrankung passiert zufällig, einfach mal so. Ziel ist es, im Idealfall gesünder und widerstandsfähiger als vor dem Konflikt-Schock zu werden und damit der gesamten Gattung zur weiteren Entwicklung zu verhelfen.

Leitfaden für Menschen mit Krebs

Egal, ob oder wann Sie die Diagnose „Krebs" erhalten haben, tun Sie zunächst nur eines: „DURCHATMEN". Gehen Sie bitte davon aus, dass Sie diese kommende Zeit überleben können, dass andere vor Ihnen genau das Gleiche auch schon geschafft haben. Die Diagnose „Krebs" bedeutet zunächst nur eines: Ihr Körper hat ein biologisches Programm ausgelöst, was mit Zell-Plus einhergeht. Nicht mehr und nicht weniger. Atmen Sie durch!

Gut wäre es nun, Sie hätten schon einen näheren Einblick in die 5 Biologischen Naturgesetze und könnten diese bei kleineren Beschwerden in Anwendung bringen. Das könnte Ihnen helfen, den Verstand zu behalten und vernünftig und rational an dieses Problem „Tumor" heranzugehen. Wenn dies nicht der Fall ist und Sie der Diagnose zunächst völlig ohne Informationen und ohne Wissen über die Phase des Konflikt-Schocks, die Phase der Konfliktaktivität und die Phase nach der Konfliktlösung gegenüberstehen, suchen Sie sich als Erstes Unterstützung in Form von Ihnen lieben Menschen, zu denen Sie Vertrauen haben. Bitten Sie diese für Sie zu recherchieren. Bücher und Internetseiten zur Neuen Medizin(zur META-

Medizin und auch zum Biologischen Heilwissen) gibt es schon seit längerem im Buchhandel. Oftmals finden Sie hier auch Experten, mit denen Sie ein persönliches Treffen oder auch ein Telefonat zu Ihrer besonderen Situation vereinbaren können. Versuchen Sie unter allen Umständen bei sich selbst und auch in Ihrem Umfeld entstehende Panik zu vermeiden! Oftmals wird von Seiten der diagnostizierenden Ärzte schnell Druck aufgebaut. Ihnen wird gesagt, dass Sie unbedingt sofort in die Klinik müssen, dass rasch operiert werden müsste, eventuell haben Sie sogar keine Chance, noch nach Hause zu gehen, um zu packen. Auch wenn es in diesem Moment sehr schwerfällt, lassen Sie sich nicht zu einer voreiligen Entscheidung drängen. Selbst in meinem Fall, bei dem schon vorliegenden Darmverschluss, lagen zwischen Diagnose und Operation noch einige Tage, die ich zuhause verbringen konnte. Behalten Sie immer im Auge, dass je nach Gewebeart Ihr Konflikt schon in Lösung gegangen sein könnte, dass sich Ihr Körper jetzt womöglich schon in der Reparaturphase befindet. Lassen Sie sich auch nicht von der Meinung Ihrer Ärzte in Bezug auf „Metastasen" oder die Angst vor Streuung durch Tumorzellen verrückt machen. Ihr Körper ist zu weise, als dass er Sie durch umherirrende, von Organ zu Organ springende Tumorzellen umbringen will. Informieren Sie sich möglichst genau über Ihre „Erkrankung", darüber was für eine Diagnose Ihre Ärzte gestellt haben. Schauen Sie bitte genau hin, fragen Sie präzise nach. Der Begriff „Brustkrebs oder Mama-Karzinom" bringt alleine nur Angst und Panik. Wichtiger ist es zu wissen, ob das Brustdrüsengewebe (Mamma-Adeno-Karzinom) oder die Brustdrüsen-Ausgänge (intraduktales Mamma-Karzinom) betroffen ist, weil sich der Verlauf des Aufbaus des Tumors und der Konfliktinhalt deutlich zwischen beiden Tumoren unterscheiden. Dann gilt es, in Ruhe eine Bestandsaufnahme des zugrundeliegenden Konfliktes zu machen. Wann haben Sie das erste Mal etwas an der Brust gespürt, welche Probleme und Ärgernisse hatte es in den Monaten vorher für Sie gegeben? Jeder Folgekonflikt, z. B. durch Ihre entstehende Panik nach der Diagnose, sollte von Ihnen möglichst vermieden werden. Wenn Sie noch alte Tagebücher oder Kalenderaufzeichnungen haben, schauen Sie sich die Zeit vor der Diagnose ganz genau an. Wo und mit wem gab es Ärger oder Unannehmlichkeiten? Welche Belastungen haben Sie in der zurückliegenden Vergangenheit erlebt? Welche davon haben Sie plötzlich und auf dem „verkehrten Fuß" erwischt? Wenn Sie relativ sicher sind, welches Gewebe betroffen ist, von welchem Hirnteil das ausgelöste biologische Programm gesteuert wird, können Sie Ihren persönlichen Konfliktverlauf mit den Daten des Konfliktbeginns, der Konfliktaktivität, der Konfliktlösung und der folgenden Regenerationsphase aufzeichnen (vgl. Sie hierzu das großartige Modell von R. Körner in „Biologisches Heilwissen"). Wichtig ist es, herauszufinden, ob Ihr Konflikt noch aktiv bzw. eben noch gar nicht gelöst ist. Achten Sie auf die Symptome der Konfliktaktivität. Meistens haben Sie dann kalte Hände und Füße, fühlen sich gestresst, die Gedanken kreisen immer um den Konfliktinhalt. Oder sind Sie schon im Parasympathikus, Ihnen ist eher warm, Sie fühlen sich psychisch wie körperlich ganz gut, manchmal ein bisschen schlapp und müde? Anhand der schnell einzuschätzenden Merkmale des autonomen Nervensystems können Sie bei sich erkennen, ob Sie sich noch in der konfliktaktiven oder schon in der konfliktgelösten Phase befinden. Holen Sie sich ggf. Hilfe zur Konfliktlösung durch Therapeuten, denen die Neue Medizin bekannt ist. Bemühen Sie sich um reale Lösung des Konfliktes, falls andere Menschen involviert sind, sprechen Sie mit ihnen und klären Sie die Dinge. Alles unter der obersten Priorität, dass *__Sie gesund__* werden und Ihr Körper in Heilung gehen kann. Versuchen Sie Rechthaberei und Streitigkeiten im Falle von Konflikten zu vermeiden. Es geht hier um Ihre Gesundheit, vielleicht sogar Ihr weiteres Leben und nicht um ein „Richtig" oder „Verkehrt". Im Folgenden finden Sie nun Bücher, die mir auf die eine oder andere Weise sehr gutgetan haben. Scheuen Sie sich bitte nicht, andere Menschen um Unterstützung zu bitten. Lassen Sie nichts unversucht, in die

Heilung zu gelangen. Auch um den Preis einer eher anstrengenden oder vielleicht schmerzhaften Reparaturphase Ihres Körpers. Und bitte, lassen Sie sich nicht zu Maßnahmen drängen, die Sie quälen oder sogar töten können. Passen Sie auf sich auf. Es ist Ihr Leben!

LITERATURHINWEISE

Körner, Rainer:
Biologisches Heilwissen,
Heilwissen-Verlag 2011

Kronlob, Lars Peter:
Die Neue Medizin,
Edition Esoterick, 2011

Hirneise, Lothar:
Chemotherapie heilt Krebs und die Erde ist eine Scheibe,
Sensei Verlag, 2007

Beliveau, Richard/Gingras, Denis:
Krebszellen mögen keine Himbeeren,
Kösel Verlag, 2007

Stierlin, Helm/Grossarth-Maticek, Ronald:
Krebsrisiken - Überlebenschancen,
Carl-Auer-Systeme Verlag, 2000

Berger-Lenz, Monika/Ray, Christopher:
Faktor-L Handbuch Neue Medizin,
FAKTuell Verlag, 2005

Trupiano, Claudio,

Danke doktor Hamer,

Verlag Secondo Naturo, 2010

Mambretti, Giorgos/Seraphin, Jean:

Die Medizin auf den Kopf gestellt,

Silberschnur Verlag, 2008

Pfister, Marco/Cella, Simona:

Krankheit ist etwas Anderes! Hrsg.

Secondo Natura, 2010

Blüchel, Kurt G.:

Heilen verboten – töten erlaubt,

Goldmann-Verlag 2004

Fisslinger, Johannes R.:

Das META-Medizin-Handbuch,

Fisslinger 2006

Eybl, Björn:

Die seelischen Ursachen der Krankheiten,

IBERA, 2010

Knaths, Marion:

Vom Krebs gebissen,

Hofmann und Campe 2006

Sollte Ihnen das Buch geholfen haben oder Sie in irgendeiner Form berührt haben, können Sie mir schreiben unter info@laura-bott.de.

Über eine Weiterempfehlung des Buches würde ich mich sehr freuen.